給青年心理諮商師的信

瑪莉・派佛（Mary Pipher）著

鍾雲蘭 譯

Letters to a
Young Therapist

聯經

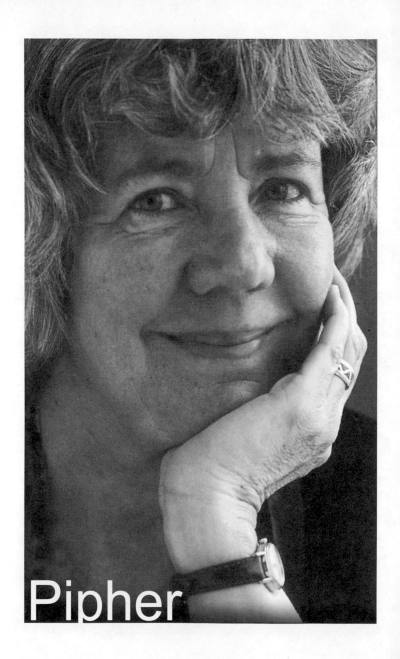
Pipher

目次

i

序

　　我在1972年首次爲一個來自暴力酗酒家庭、流浪街頭的年輕婦女進行心理治療。夏綠蒂怯生生地帶著抱歉的表情，信步走進大學的免費心理諮商中心，之後的一個星期療程中，我倆努力地爲她孤寂、亂糟糟的人生理出一些頭緒。每當低聲傾訴自己被強暴和毆打的遭遇時，她總垂下頭任油膩膩的劉海蓋住雙眸，她是那麼害怕別人溫柔的對待，連我對她一些微足不道的小事發出讚美，她都顯得有點退縮。經過半年的心理治療，夏綠蒂把前額劉海撥到一旁露出眼睛正視我的臉，第一年近尾聲時，她已經會對我咧嘴笑，有時甚至試探性的笑出聲來。在三年的相處中，我相信我對她沒有什麼害處，我們相互喜歡且彼此尊敬，我從她身上學到的東西絕對多過她從我身上學到的。

　　從那時開始，我陸續看過形形式式的人——過

動學童、受凌虐的婦女、天賦異稟的學生、同性戀父親、哀痛逾恆的寡婦、暴躁易怒的青少年、做出各種蠢事的成人、精神變態者、身負過多照顧他人重擔的人、迫切想要保有家庭完整或急於分道揚鑣的家庭。三十年來，我看著無數的痛苦在橋下流過。

我現在可以說是研究人類痛苦的博士，我聽過太多有警世意味的遭遇，且見識到人類傷害自己和別人的各種手法，我也間接從別人的經驗中學到不要犯那些錯誤，我曾目睹隨著婚外情而來的毀天滅地，我不需親自下海賭博、嗑藥和欺瞞，便能體會那些行為最終帶來的破壞力，從我所做的不同選擇產生的後果中，得到了終身免費的教育機會。

在我臨床執業生涯中，我大部分都在離家六個街區的診所，和我先生吉姆及好友珍一起共事。我們開了一家「小而美」的診所，診所的打掃清潔工作都是由我們的子女自己來做，等他們離家自立，

我們便自己動手。我們也自己料理收費會計和安排看診時間等雜事,有一次,一個位高權重的精神科醫生對我說:「我會叫我的助理打電話給妳的助理。」我必須承認:「我沒有聘請任何助理。」

經過數十寒暑,心理治療工作已有很大的改變,不斷有新的理論躋身中央舞台,很快又退場,我們心理醫生在口沫橫飛中,走過令人暈眩的1970年代,而且在回復記憶療法當道的1980年代,幾乎毀掉我們自己。我們一路從冗長、鬆散的療程轉到鎖定目標的短程治療。「家族治療」曾是我們最優秀的技術,現在幾乎銷聲匿跡了。而如同詩人華茲華斯(Wordsworth)最愛的「像酒般深沉的大海」,心理治療也是「總是不斷變化,又全都一個樣」。

我深愛心理治療工作。不時有人問我整天聆聽別人的問題,會不會讓人心情低落,我總回答說:「我不是聽取問題,而是為解決問題而聽。」個案通常是想要做些改變才找上門來,他們花錢是為了

要得到一些建議，而且已做好洗耳恭聽的準備。我身爲一個心理醫生的經驗是，悶悶不樂的個案來找我們之後，變得更加快樂；經常鬥嘴的小兩口變得更能體會對方的好處；家庭也終能言歸於好並攜手共度人生。在幾個療程後，雖不盡然如此，但常常便開始聽到治療出現成效的故事了。

心理治療領域一如人生，總見不同的觀點和意見滿天飛。身爲一個心理醫生，我會稍微從個案的問題中跳開，試著將注意力放在爲他們量身訂製，但本質上沒有什麼差別的良好建議：我要求我的個案保持更冷靜、更溫和且更樂觀的感受，我也要他們在面對人生選擇時更有企圖心，而且在很多案例中，我要個案在面對自己本能的欲望時，少憑衝動行事。

羅伯·佛斯特 (Robert Frost) 曾寫道：「教育把苦惱推到更高的境地。」心理治療亦復如此，它探索痛苦迷惘，從而呈現意義和希望的途徑。這本書集

合了我從那些徐徐踱進我辦公室、撲通跌進我的舊沙發，找我談問題的個案身上學到的經驗教訓，它是我花數百個小時聆聽個案回答：「今天是什麼風把你吹來的呀？」這個問題的濃縮精華。與人交談和做愛、睡覺、分享食物一樣，是所有人類最基本的行為之一，儘管這個論調也有待商榷。兩個或更多的人彼此交換心事，努力解決他們生活上的問題，重拾歡笑和內心的平靜。佛洛依德以新的方法建構這些交談行為，然後學者針對它們進行研究，最後，人藉著交談解決問題構成了心理治療的內涵。

心理治療是一個複雜的工作。大文豪馬克吐溫曾形容自己是「硬塞進一套衣服內的所有人性本能」。每一個走進我辦公室的人，都有我們其他人的影子，而且我們都基於本性行事，我們都會推諉搪塞且自抬身價，也害怕承認自己感到多麼脆弱，並試圖掩飾自己的缺點，我們必須一遍又一遍的學

習如何只做一個普通人。

　　拿我自己來說吧！我曾是同事眼中「笨手笨腳的天才」，我母親常開玩笑說我沒學會走路之前已先會寫文章。我一隻眼睛失明、情緒起伏不定、缺乏時尚感和方向感、患有幽閉恐怖症而且很容易倦怠，但是，不曉得什麼緣故，我發現有一些人還挺愛我，而我全都知道他們的缺點，也很愛他們，事實上，他們是我親密的朋友和家人──我至親至愛的人。

　　做為一個心理醫生，我自認是個通才，相當於我母親在醫學界通科醫生的地位。我不是一個遊戲治療心理師，在對幼童進行心理治療時，我幫他們的父母想出如何與他們相處的方法，我避免碰觸法律方面的事務和精密深奧的診斷。專精於某一個領域會帶來財富和職業上的報酬，但是對我來說，心理專科聽起來總是很單調乏味，用三十年的時間來解決一個問題，委實太長了。

　　就我而言，幹這行最好的訣竅，就是不要耍任何手段。每當我想要裝出一副聰明老練的樣子，常把我自己和個案弄得一臉胡塗。有一次，我指派給個案一個自認很漂亮、詭秘的家庭作業，他卻反問我是不是正在嗑藥。另外有一次，我試圖想要製造一個自我實現的預言，對個案的未來做了一番預測，那個酒精中毒已深的個案直勾勾地看著我，突然爆聲說：「如果妳能預測未來，那妳應該到拉斯維加斯去試試手氣。」

　　大部分——我提出的解決問題之道都是很普通的辦法，不外是多休息、好好工作、一天同時做好幾樣事，以及找一些人來愛等。當然，簡單的建議並不必然容易，且不是都有效果，當不見成效時，我通常會仰賴對心理治療過程本身的信念。愛因斯坦曾說：「一個問題無法被製造它的心智本身解決。」心理治療提供個案一個安全的人際關係，使他們能探索自己的內在世界，並考慮在外在世界中

採取一些冒險的行動，它為他們混沌特殊的宇宙提出另一個觀點。

我在學生時代研究卡爾·榮格 (Carl Jung)、哈利·沙利文 (Harry Sullivan)、奧圖·藍克 (Otto Rank)、費里茲·普爾斯 (Fritz Perls) 和喬治·凱利 (George Kelly) 等心理大師的理論，我也閱讀佛洛依德的著作，但是，我對他的所有良好的行為都是情感的昇華的概念，從來就不太欣賞，我也拒抗他所謂人生大部分是競爭、攻擊和性的觀點──一個以男性為中心的理論。成長和著重以人原有的良知良能去發展 (strength-based) 的原型理論常常吸引我，我敬重信仰人本主義和存在主義的心理學家，例如亞伯翰·馬斯洛 (Abe Maslow)、羅洛·梅 (Rollo May)、維克多·法蘭克爾 (Victor Frankl) 和卡爾·羅傑斯 (Carl Rogers)。我認為卡爾·葛理根 (Carl Gilligan) 與史東·仙特 (Stone Center) 有關自我和他人關係的觀念很有意思，甚至在正向心理學派存在

之前，我便深信把專注放在好的面向是很重要的。

　　我從1972年開始接受心理醫生訓練，那時的心理學家主要是試驗者，我們學習如何主持智力測驗、人格量表和心理投射測驗，後者即是拿模糊難辨的刺激物如墨跡圖形給個案看，要他們說出眼中所見到的東西。起初我覺得那些測驗十分神奇，但是經驗一多後，我變得比較喜歡以交談來作為心理診斷的方法。

　　後來，我在德州大學醫學中心實習，那時該中心正在進行好幾項家族治療的先驅實驗，我很喜歡家族治療的生動活潑，隨後我在內布拉斯加州大學教授女性心理學的課程，當時我是頭幾個開這種課的人之一。從某些方面來說，我是在心理學主流中泅泳，但我也是在獨力行舟，我對怪罪家庭、隔離治療和歸咎於無法在場為自己辯解的第三者的方法，存有很強烈的偏見，我總是力勸我的個案回家度假並與家人團聚，我從不使用「不健全家庭」這

個術語，也不鼓勵別人去控告自己的父母親。

我甚至在小時候，便已覺得應該保護自己有點古怪的家人，我深深體驗自己的雙親是一對擁有他們自身複雜的問題、沒時間陪小孩的不稱職父母，但我也能感受到他們很愛我們，而且盡最大努力給我們幸福，我內在世界的風景大部分是從與他們的交談中形成，我不用嚴苛的標準去評斷他們，而且也不想以嚴苛的標準去評斷別人。

也許是我在人類學方面的訓練，我總認為心理健康的毛病和更大的外在環境息息相關。憂鬱症、焦慮、家庭暴力、濫用毒品和酒精等問題，都源自於我們極為不健全的社會文化，更遑論過動兒和飲食失調症患者。在這個社會，兒童夠在電影裡看到嫖妓和連續殺人犯，有誰心理會健康呢？

在一個兒童可以觀賞內容涉及嫖客妓女和連續殺人犯電影的社會，有誰心理會健康呢？如果大多數人都不認識他們的鄰居，不和家人親戚往來，或

沒有時間在星期天六下午小睡一番,我們如何能期待他們快樂?

我們深陷的文化中,讓我們否定對他人、大地和下一代具有影響。我們忽視兒童、難民、老年人和窮人的問題,我們的媒體鼓勵我們生活在膚淺的表象世界,叫我們想想如何美化門窗,而不去思考世界和平,或我們自己精神需求的問題,我們被教導把一切事物區隔化,我們的文化導致我們身心方面的病態。

好的心理治療以輕柔卻堅定的方式,讓人們走出負面的情緒和區隔化的世界,它幫助個案發展更豐富的內在生活以及更寬廣的自我認知,它也幫助個案與他人和諧相處,同時增進他們自我存在的認知,並讓人責無旁貸地對這個世界發揮最大影響力。

對我而言,幸福,就是對我們所擁有的一切心存感激,就實際層面來說,這代表要降低我們對事情是否公平或能否如願發生的期望,也代表我們要在平凡事物中找尋樂趣。我不是電視迷或購物狂,

而且，我盡最大的努力勸導人們不要有幸福與否和擁有更多、更多的物質息息相關的想法。

身為一個成人，意味著要接受不斷做選擇的神聖責任，我相信我們長到某一個年歲後，除了罹患慢性心理疾病以及心理遭到嚴重創傷的人之外，都要為我們自己的人生負責；若不這麼想，就是心存傲慢和蔑視。我鼓勵大家了解並接受每個人都有一個複雜的過去的事實，勸他們拋開過往繼續前進，並為自己和他人創造一些美好的事物。我們都有自己的傷心事，但是，不能因此就免掉我們該盡的義務。

我在1979年開了自己的診所，我大部分的心理治療都是在，那個心理醫生擁有很多時間來幫助個案的黃金年代進行的。我的個案大多有保險可以給付心理治療，甚至工廠的工人也可以要求加長療程，且優優閒閒地探討他們的問題，而個案也不期待心理醫生能創造迅速具體的改變。「管理式照護」之風猛然吹進我們這州時，我抱著置之不理的態

度,因為我樂用自己的方式來從事心理治療,且已行
之有年,我無法容忍局外人對我的個案發號施令。

最近我碰到一位忙得不可開交的心理醫生,他
吹噓自己做的是「如假包換」的心理治療,並宣稱
他可以在四個療程內治好大部分個案的心理問題,
我簡直無法掩藏我的懷疑。好的心理治療就像烹飪
一樣,都很費時費工,當然,有些個案和心理醫生
濫用舊有的制度,但是我們多數都能精明的善用時
間。過去,我們可以和個案發展扎實的關係,現在
為了節省時間和金錢,心理醫生必須動作快,且每
周都要展示進步的成果,很多東西便因而流失了。

我在內布拉斯加州大學心理研究所,擔任臨床
心理治療指導老師好些年,有時我開車到學校在教
室授課,或坐在只能從外往裡看的鏡牆外,觀察學
生做臨床心理治療,而我的研究所學生常常把他們
的臨床實習錄影帶拿到我家,用我的錄音機放映出
來,我邊看邊給他們指點和讚美。

　　我用寫信給蘿拉的形式來撰寫這本書，她是我最鍾愛的研究生。蘿拉二十來歲、單身未婚，她思想開放不預設立場、待人熱情誠懇且愛極了心理學。她和我一樣是個喜歡在外面跑的人，但她不像我那麼保守，是個勇於冒險的年輕人，她喜好泛獨木舟、溜直排輪和攀岩運動。一如大多數的年輕心理醫生，蘿拉有時會害怕、有時又過度自信，她想要實地蒐集各式各樣的病例，但又很容易被弄得驚慌失措。

　　我希望心理醫生和一般讀者，都能好好品味這些信函的內容，我舉了很多自己工作中碰到的臨床實例，我省掉大量的引用語，但又忍不住在文章中加進了一些我最喜愛的語錄，我儘量避免使用心理學上普遍的行話和社會科學術語，但是我仍想溫柔地提醒讀者，心理治療可以是你在面對人生艱難坎坷時刻的一個解決問題的方法。

　　我都是在清晨寫這些信，從我的書桌可以俯看

一株老楓樹、我的花園和為鳥兒跟松鼠所設的餵食站。以信函的方式寫書是為期一年的計畫,而季節的變化影響我的心情和寫作(讀者或許樂得分析我的心情受季節影響產生混亂)。

我從2001年12月2日開始動筆寫這些信,這正是內布拉斯加州苦寒的季節,我們正要把過去一年發生的點點滴滴埋入心底,其中包括911恐怖攻擊事件,我們無不期望新的一年能帶給我們更好的訊息,但當時是全世界陷入黑暗的時刻。寫這些信對我來說恰似在度假,它給我一個機會把重心放在人的問題上,遠離全球大事。

親愛的讀者,我希望你們會發現這些信函兼具教育意義和趣味。身為心理醫生,我的觀察是,生活樂趣絕非微不足道的小事,它是我們擁有的最美好的事物之一。所以,為自己在陽光下或火爐邊找一個舒服的位子,泡上一杯水蜜桃茶,並找一隻貓擱在你大腿上,讓我們一起出發去尋訪吧!

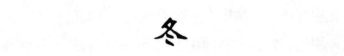

冬

第一封信
成長之路一步一腳印

12月2日

親愛的蘿拉：

　　昨晚我整理一些老舊的兒時黑白照片，其中有一張是我襁褓時期胸前覆蓋一本雜誌熟睡的照片，早在那時，我便已會這套閱讀入眠術。另外一張是我擺好姿勢、端坐在一張擺滿晚餐的高腳椅上，照片中的我狼吞虎嚥地用手把蛋糕往嘴裡送，直到今天，享用美食仍是我人生的最大樂趣之一。還有一張是我和弟弟傑克並肩站在一棟紅色的磚造房子前，那天是我們轉到新學校上課的首日，姊弟倆罩著不合身的老式外套，看起來瘦弱又怕生，眼睛透著不安、瞪得老大，傑克靠在我身上，而我緊握著他的手。

　　這些照片構成一條穿越時間之林的成長軌跡，橫跨在歐札克山區（Ozark）出生的我，與今天那個

定居在內布拉斯加州，年已55歲的我之間。那個在開步邁向校舍之前，緊抓著弟弟的手的女孩，與今天那個常常對個案說「我們可以一起來改善問題」的心理醫生內在相互呼應。

馬克吐溫老年時曾說：「我已到了記得最清楚的事其實根本沒有發生的年紀。」我們一而再的建構屬於自己的回憶，它變來變去像夢一般，任由我們想像，但我仍想要與你分享我成長路途中的點點滴滴。

我最早住的小屋是我爸爸在二次戰後回到密蘇里州後親手建造的。一年後，為了配合媽媽念醫學院，我們搬到了丹佛市，等她畢業後，我們全家便在內布拉斯加州的幾個小鎮間搬來搬去，接著我們又在堪薩斯州落腳，1965年我在那裡念完高中。四年後，我取得加州柏克萊分校的學士學位，在進入研究所深造之前，我天涯行腳、浪跡於歐洲和墨西哥之間，隨後，我定居在林肯市嫁人生子，並成了

心理醫生。打從一開始，無論我搬到什麼地方，我總是靜不下來，有講不完的話，且熱情洋溢，我一向都很喜歡和人交往，親近大自然，我也愛看書。

　　成長過程中的某些特殊時刻，塑成了我今天的想法。我記得3歲時變成「文化相對論者」的那個晚上，儘管那時我還不知道這個專有名詞。那是抗生素尚未普遍的1950年，我媽常告誡我，洗完澡後一定要馬上把雙腳擦乾、套上襪子免得著涼。一天晚上，我住在艾格妮絲姑姑家，她看到我從四邊嵌著虎爪的浴缸爬出來後，立刻用毛巾擦乾雙腳，提醒我說：「好女孩要先把屁屁擦乾，再穿上內褲。」兩個我信賴的女性在如此重要的事情上，態度竟然大不相同，著實令當時的我訝異不已。

　　從某種觀點來看，我的家庭生活本身其實是一本教材，我是一個大家庭中的長女，媽媽是醫生，爸爸既是研究員又是技師，醫院工作餘暇，他便豢養一些豬、鵝和鴿子等家禽家畜。我媽那邊的親戚

是衛理公會教徒，在科羅拉多州東部貧窮農場長大，但受到良好教育且心態十分開放。我爸的親戚則來自歐札克山區，他們當中五花八門，什麼人都有，但都有一副熱心腸：我有一個擁有百萬家產的自由派姑姑；一個把票投給高華德(Barry Goldwater)的農夫叔叔；另外一個叔叔以賣香腸豬油為生，卻對政治毫無興趣；瑪格麗特姑姑整年都在環遊世界，奶奶葛蕾西嫁給一個活到高壽，但一輩子從未跨出密蘇里州一步的男人，他會誇張的問說：「我幹嘛要離開天堂啊？」在我們家，你總可以見到感情豐富與嚴肅壓抑親戚湊在一塊兒玩牌，舉止優雅的城市佬與鄉下人一起擺龍門陣，南方浸信派教徒和一神論者共進雞肉晚餐等這樣有趣的畫面。

　　住在內州畢佛城(Beaver City)那段期間，一些親戚有時會來我們家住上幾個星期，我們表兄妹們會相攜漫步田野，一路走到畢佛小溪，或者騎著腳踏車在城裡瞎逛，找看看有沒有什麼寶可以要。當

5

一夥親威聊到半夜談興開始有氣無力時，我爸總會討好地對其他人說：「如果幫你們煎丁骨牛排和馬鈴薯，可不可以不要睡聊個通宵？」

那時我睡在餐廳隔壁的長椅，睜著眼聽著大人們談話的聲響，我一邊聽，一邊問自己：為什麼某些人會愛上彼此？為什麼有人家裡禁止小孩聽搖滾樂或看電影？為什麼我的一個叔叔要喝那麼多酒？為什麼親戚中有人愛小羅斯福總統愛得要死？有人卻對他深惡痛絕？為什麼我的一個表哥老愛耍狠；另外一個對我親切又有耐性。

我小時在母親的辦公室打工，做些數藥丸、消毒塑膠手套和外科設備等雜務，我有時聽到護士們竊竊私語談論一些大部分小孩子無從知道的八卦──那個銀行女清潔工是一個妓女；送我媽花的那個有錢農夫，其實是想要我媽幫他女朋友墮胎；或者那個領我們進入教堂、笑口常開的男子患血癌快死了。

　　每個小鎮都有一大串活脫脫像莎士比亞名劇裡的角色人物，鎮上的酒鬼、老兵、同性戀聖詩班主任、人品高尚或尖酸刻薄又從不出門的人，我全都知道。學校裡的老師則是大雜燴，有的老師對學生漠不關心或極度無知，有的則是十分認眞地灌輸我們諸如什麼是秘魯或中國主要出口產品、如何用簡圖來說明句子結構等知識，辛苦教學的老師、梳著鴨尾頭的街頭混混，好心腸的葬儀社人員和脾氣暴躁的市長，我都和他們交談過。我的鄰居認爲在公衆場合穿著短褲是有罪的，這意味男孩子不能打籃球，兒童也不能在我們的公共泳池游水——眞是有夠嚴苛的信仰。

　　成長過程中值得一提的是我在家中的領導地位。我爸媽大部分時間都不在家，家裡的小孩感受到極大的善意忽視，有很多次我們東倒西歪的在風雪中走了八個街區，只爲了想知道學校到底當天有沒有放假，一到暑假，我可以恣意挖一大碗冰淇淋

當早餐沒人管，然後我可以自己決定當天早上是要到圖書館看書，或是躺在杏子樹下和其他的小孩玩耍。我是家裡擬定計畫和協調各方的人，我5歲時有一次姑姑問父親我們全家要不要去野餐，他回道：「去問瑪莉吧！家裡的事都是她在規劃呢！」

一些心理學家可能立刻將我貼上家長型兒童的標籤——早熟具責任感，而且他們可能會對我寄以同情。但是，我自己看這件事的角度和他們不同，在家扮演這個重要角色給我權威和自主，我很小就體會辛勤工作和做個有用之人帶來的快樂，我學會了燒飯、對兒童表現關懷、自己做決定和組織群眾等技巧，也發現到要達到自己目的之前，先要滿足他人的需求的道理，如果我能講故事給別人聽，幫他們烘烤餅乾或逗他們開心，我一定會為他們所愛。

鎮上流行的偏見是記憶中的另一個碎片。鎮上藥房老闆的跛腳兒子有一次犯了企圖親吻另一名男

孩的大錯，自此以後，他的人生陷入永無止境的地
獄深淵，至今我想到他僅因「與眾不同」而遭受的
懲罰，仍會不寒而慄。鎮上有一對雙胞胎兄弟丹尼
和肯尼，他們經常不洗澡也乏人照料，只因身為殺
人犯之子，鎮上的人便毫不留情的戲弄他們。另一
個叫赫伯特的男孩大概牙齒有些毛病，每當他說話
時總是口沫橫飛或痰吐滿地，小孩們都不敢靠近
他，因為大家說他身上帶有「細菌」。最後鎮上來
了一個原住民轉學生叫做娜歐蜜連瓦特，同學們對
她視若無睹，彷彿擁有褐色肌膚她就活該是個隱形
人。即便當時還只是個小孩子，我已覺察到這些行
為都不對，但是，我年紀太小，不知該怎麼制止，
我只知道我並不喜歡，也不加入這種殘酷的遊戲。
我多麼希望我能大聲說，我曾為那些提到的弱勢兒
童挺身而出，但是我並沒有做到這點，這也許就是
今天我嘗試要為弱勢族群爭取權益的原因，我要為
過去做些補償。

　　我住的鎮上四周到處是土撥鼠窩，在美國，你很難想像有比這個更偏遠的鄉下。那時夜晚的天空更清亮，我還記得北極光和冬天裡罩著寒霜的星子，在電視還沒有走入家庭的世界，時間彷彿過得特別慢，我慵懶的躺在鎮上廣場的榆樹下，和一大群老人小孩一起打發時間，我也在藥房啜飲萊姆汁、看漫畫書，到了晚上，我和朋友們四肢大張地躺臥在草地上，觀賞天上的銀河，嘴裡說著嚇人的鬼故事。

　　我學會利用大自然的美景來安撫心靈和娛樂自我，暴風雨過後，我忙著拯救剛出生的雛鳥和幼鼠，有一次，我養了一隻喜鵲做我暑假的玩伴。春天來時，我的家人從參加競賽的獵人手裡買下幼狼，我們與牠們一直玩到秋天，才把牠們放生在畢佛小溪旁，我們也在高速公路邊撿過龜蛇之類的動物，放在水族箱伺養。只要有機會，我一定到室外走動，因為我了解到不管任何時候，只要我感到無

聊或難受，大自然母親總會把我照料得好好的。

　　到十二歲時，我已看完鎮上圖書館的每一本兒童書，並非我本事大，而是館裡藏書本就不多，我偏好海倫凱勒、史懷哲、小羅斯福總統夫人和居里夫人的自傳，我也喜歡《長青樹上》（*A Tree Grows in Brooklyn*）、《大地》（*The Good Earth*）和描寫二次大戰期間一群英勇的波蘭兒童，在沒有父母庇護下劫後餘生的《銀劍》（*The Silver Sword*）。

　　我在這個年歲也發現了《安妮的日記》（*Diary of Anne Frank*）這本書，並被它的內容震得目瞪口呆，因為這是我第一次見識到什麼叫邪惡，這不是我以前見過的許多因誤導、衝動和困惑產生的行為，而是真正的大奸大惡。讀完這本書後的幾個星期，我吃不下也睡不好，我無法想像有什麼允許大人這樣殺害小孩的道理，人類竟可以這樣自相殘殺，我的心因這項新的體認而痛苦掙扎，然而，很弔詭的是，這本書也教我什麼叫做英勇，安妮至今

11

仍是我心目中最偉大的英雄。

　　有時候，我的書也為我惹來麻煩。有一次我們
全家去度假，我帶了艾瑞克‧佛洛姆(Erich Fromm)
《愛人的藝術》，打算好好讀它一讀，這是一本探
索人類親密行為本質的暢銷心理著作，我父親警覺
地瞄了一下書名，便推斷我已沉溺在一些下流書
刊，憤然把我心愛的書丟到營火燒毀。

　　閱讀帶領我神遊世界各地，每當我因家裡的口
角紛爭或學校課業不順而搞得心煩時，書本總能引
我開懷並且平靜我的情緒。有了書本，在家裡廚房
翻攪豆湯的同時，我的心也飛到倫敦與《塊肉餘生
記》中的大衛‧考柏菲爾德(David Copperfield)相
伴，或者隨著神探唐娜姊妹(the Dana Sisters)或南
茜(Nancy Drew)的腳步，去查訪珠寶大盜的行蹤，
我的心境因此變得更寬廣。

　　如果我們把人的一生比喻成始於初春、終於寒
冬的曆年，那麼我的人生已然走到深秋時分，這個

季節激發你對過去做一番省思，我童年時認為理所當然的一些片段——風平浪靜的漫長暑假、姑姑阿姨們忙著把馬鈴薯裝罐或揉麵做水果餡餅的情景、深秋傍晚燃燒樹葉的味道，在在讓我感受到屬於一個中年婦女的心痛和渴望。

蘿拉，妳的人生正值草木齊發的初夏，我很想知道屬於妳的季節如何開展，下一個指導讀程，我想多聽聽妳的過去。妳曾說過求學時期，其他同學有問題時都會來找妳傾談，當別人的知己密友，是妳成長軌跡的一部分，我們這個行業很多人也有這樣的經驗。回顧自己的來時路，可以幫助妳更了解自己，而了解自己有助於妳的人生和工作。

並非人人能當心理醫生

12月26日

親愛的蘿拉：

　　我剛與家人團聚慶祝聖誕佳節回來，家裡的人各自準備一二道菜，晚餐後大家還享用了李子布丁，並交換聖誕禮物。在吃墨西哥式沙拉時，我的姪女告訴我她將來想要做一個網路管理員，我在她那個年紀時，這個職業根本還沒有發明呢！我倆針對如何選擇事業，擅長某一項技能與是否喜歡它之間的差別，以及工作不應全以金錢為考量等問題，好好詳談一番。我姪女說她聽說坦帕市有很多網路管理員的空缺，而且她一直想要住在靠近海灘的城鎮。

　　我倆的長談勾起我三十年前憑一時衝動，決定成為一名心理醫生的往事，當時我沒有把握能找到人類學研究所就讀，誤打誤撞跌進心理學領域。我

一時興起，走進校園的心理諮商中心求見臨床計畫主任，他鼓勵我直攻博士，並保證會提供我獎學金，我實在有夠走運，因為我太想念研究所了。今天我能夠以治療醫生、諮商師、教授、作家或演講人的頭銜縱橫職場，全拜我是心理學家之賜。蘿拉！我知道妳懷疑自己是否有天分成為一個優秀的心理醫生，請容許我以「瑪莉阿姨」的身分來談談這個話題。

我們心理醫生到頭來就是坐在一個狹小、通常很不舒適的房間，從早到晚八個小時，傾聽一個又一個個案抱怨他們有如木頭人的伴侶、充滿敵意的青少年子女，或超愛掌控下屬的老闆。除非我們保有持久的好奇心，否則連著數小時下來，這樣的對話可能會很辛苦吃力，像我們這樣熱愛心理治療的人，理應很容易為人類自討苦吃，和尋求脫身的各種無限可能方式深深著迷。

從事心理分析治療需要體力、專注和耐心。這

個行業不會特別讓妳名利雙收，而且除非妳有很強烈幫助他人的動機，否則很難持之以恆。心理醫生哈利‧阿朋德(Harry Aponte)便說他沒辦法對著人一直工作，除非他從對方身上看到自己的某些影子，或對方在他身上找到部分自己。正如尊重理應是相互的，蔑視也是一樣，除非妳對大部分人的基本感覺是正面的，不然，心理治療並不適合妳。

　　敎過我寫作的一個老師曾經告訴我：「如果你向世界傳達的訊息是『人生像狗屎』，那麼就省省吧！」心理醫生也不能散播負面的成見。人都是因為覺得內心遭受折磨才走上心理諮商之路，我們的工作大部分和人有關。我到現在還記得一個名叫金柏莉，身懷六甲的美麗女子，她有著一頭及腰的金髮，進門拋下一句「我得了多發性硬化症」後便大哭了五十分鐘，簡直泣不成聲。我在第一節療程中，忙著遞面紙給她並靜聽她傾訴，最後我給她一個擁抱，邀請她兩天後再來。在第二節療程中，我

聽她大談三個年幼子女，和她那個賺錢不多、依賴她做決定且反過來需要她安慰的先生，這次她又哭了一會兒。我對她說：「妳已經做到『勇於面對問題』這個最困難的部分。」我接著說：「妳一定可以度過這個難關！妳比自己想像的更堅強，妳的家人會盡他們所能，與妳共度難關。」第二次療程結束前我問她：「往後幾天妳要怎麼過？」金柏莉淚眼汪汪的回答：「今晚我要帶女兒去公園玩。」

　　而我獻給史薇蘭娜的大禮是，希望。她極為害羞，中學時代是同學們嘲弄取笑的犧牲品，升到第九年級時，同儕對她的辱罵逐漸在心裡內化，使她不再相信自己。在逐漸了解她後，我發現她其實很愛動物，而且有一種另類的幽默感。我幫她找到一個可以騎馬的地方，也支持她想在人道協會(Humane Society)做義工的決定。史薇蘭娜慢慢培養出新的技能，也因此重建對自己的信心，與動物為伍的工作讓她遠離不懷好意的同學，改和一些年紀較長、

17

心智較成熟的人相處。

　　我對她做了一些預言：「整個夏天，妳會因擁有的快樂時光和信心感到驚喜，明年妳會碰到一個志同道合的精神伴侶。」我的預測大部分都成真：金柏莉和馬群共度了一個快樂暑假，當年秋天，她邁著勇敢的步伐進了高中，後來她的確也交了一個朋友。然而，她還是對我說：「我寧可去鏟堆肥，也不願面對百分之百爛透了的高中！」這點我倒是可以接受，因為我沒有辦法解決每件事情。

　　我們大部分都是基於我們確知的強烈私人理由才走入這一行。我從小到大都是扮演關懷照顧幼小的「大姊姊」角色，但是，嗚呼哀哉，我也十分擅長對別人呼來喚去，且過度有責任感，身為心理醫生，我必須注意自己這兩種人格傾向。

　　我們需要認知到有時我們會把個案和我們自己的母親、小學校長或初戀男友搞混，我們也必須認清什麼人我們可以協助，什麼人我們幫不上忙。舉

例來說，我沒辦法處理具暴力傾向的個案，我怕他
們，同時，我也無法原諒他們傷害婦女和小孩的行
為。

心理醫生本身不必然是心理健康的典範，我也
認為我們要理性的調適自我的心態。嗑藥、精神變
態和自欺欺人的心理醫生會傷害心靈脆弱的個案，
我們需要與人相處的良好技巧。我自己是從擔任女
侍的經驗中學到這些技巧，整個高中我都在A&W
沙士速食店當服務生，上大學後，我在各式各樣油
膩的小餐館和甜甜圈店打過工，我應付過挑東揀
西、動不動就生氣的客人和勢利佬、酒鬼、小器鬼
之流，但是我服務的對象中也有萬人迷、愛開玩笑
的客人，有些人好得難以想像。在我領悟與凡夫俗
子相處之道時，其實已從中充分認識人類的荒謬和
粗俗。

那些言行粗暴怪異、其他同學避之唯恐不及的
研究生最好去找別的差事。我研究所班上有一個心

理不健全的心理醫生羅伯，他是個尖酸苛薄、好嘲諷他人，且似乎很以讓人感到自卑爲樂的人。在觀看羅伯的心理治療錄影帶時，我們初級班的學生們個個坐立難安，他在我們國家心理衛生醫院對一個個案進行測試時，冷不防發瘋似的把儀器拔掉，他的第一個個案──一位患憂鬱症的英國籍女少校，很快就被他一連串帶強烈敵意的問題嚇得淚眼汪汪，他問她：「妳眞的指望我會相信妳說的？妳是不是想要我？妳爲什麼不做一些比較有大腦的事啊？」我們的教師看起來嚇得目瞪口呆，不發一語。不過，幾個星期後，羅伯轉到實驗心理學部門，從此大部分時間與實驗老鼠爲伍。

我們這個行業所享有的一項奢侈是，可以持續我們的理想，不像警察、房東或酒店老闆，心理醫生在本行待得愈久，有愈讓人喜歡的傾向，那是因爲我們從別人的觀點來逐漸了解這個世界，我們知道大部分人都想要做個好人。

　　曾經當過別人的個案為我成為心理醫生上了其中最好的一課。我記得第一次打電話預約時，尷尬到連聲音都變了，我覺得自己有點愚蠢和軟弱，我終於了解到承認自己失敗、把秘密掏給陌生人是多麼不容易。我十分在乎我的心理醫生怎麼想，連一些微不足道的意見，我都認真看待，我也注意他用什麼牌子的筆，以及他什麼時候眨眼睛。

　　我的心理醫生是個謙懷、低調的男人，我都是在周六早上到他家找他，他的太太會倒給我一杯咖啡，然後把我帶到她先生的小辦公室。他看到我時先微笑輕聲問：「怎麼了？」然後專心聽我的傾訴，他並沒有分析我的性格，也很少提供什麼建議，有時他會開個小玩笑，基本上他對我很親切。

　　有一次我試著描述我的感受，他輕柔地建議「憤怒」這個字眼，那瞬間我的確是快要生氣了，他幫我認清我自己很難覺察到的感受。

　　優秀的心理醫生要能容忍模稜兩可的狀態，人

類的情況常是變化多端、五花八門且獨一無二，沒有一套放諸四海皆準的諮商方式，最後，大部分問題的答案都是「要看什麼情況而定……」。認為這就是我的方式，或人人都這麼做的心理醫生是個失敗者，他們非黑即白的二元化哲學，往往讓那些處於灰色世界的個案抓狂。我們的鎮上有個只憑一招半式走江湖的心理醫生，所有的個案不管遭遇到什麼問題或是哪種性格，接受的一律是他那獨樹一格的直來直往、專門分析行為模式的短期快速治療，這樣的方法不但沒有用，而且可能對個案造成傷害。

　　標明問題的複雜性，是我認為較有效用的治療方法之一，個案要的不是被分類歸檔，對個案解釋他們的情況很複雜，是對人的一種尊重，問題要是那麼簡單，個案也不會來尋求治療。「複雜」是一個不帶價值判斷的字眼，能為妳爭取到時間和空間，它暗示需要檢視各種情況，看能否出現意想不

到的新發現。

心理醫生要能釐清問題是真是偽，是深是淺，以及是長時累積或一時的問題，我們需要海明威所謂的「連笨蛋都會使用的狗屎偵測器」。混沌不清的思考以及粉飾太平、拐彎抹角的意見對任何人都沒有幫助。我曾經在一所精神病院碰到一個嘴巴很甜，但腦筋不太清楚的心理醫生，她告訴我她對每個人都給予無條件的正面關懷，甚至對精神變態者和介於精神崩潰邊緣的個案也是一樣，她還引用披頭四的名歌〈你需要的只是愛〉。我自己心裡想個案需要的不只是這些，幾乎每個人都需要弄清問題、展望未來，而且有些人需要象徵性地踢他們一腳。

不帶價值判斷，可能指的是好壞不分，而立場開放也可能意味沒有原則。我們這行和航校學員、蒐奇探員及靈媒有些共通之處。好的心理醫生會踩在保持傳統基本常識，和鼓勵新思潮之間的平衡桿

上，我們永遠也無法確定我們的了解是否夠深入，或我們的意見是否恰當。我們的工作內容大部分不是硬梆梆的科學，心理治療應該涵蓋科學、直覺和親切關懷的態度，在心理治療上能真正發生療效的是，一個有血有淚的人與另一個有血有淚的人之間產生互動聯繫。

　　不要被我所列的一大串看起來很難做到的要件嚇到，對我們這一行感興趣的人與生俱來就有這些特質，這也是我們成為心理醫生、努力解決人類問題的原因。蘿拉，除了需要再多幾年的經驗，妳已經擁有成為一個優良心理醫生所需的每一項條件。

第三封信
大自然母親的密碼

1月3日

親愛的蘿拉：

　　現在正是南達科塔州印第安人所謂的樹枝劈哩啪拉響的月份，這個季節因每年此時冰風暴常折斷樹枝、發生很大的劈啪聲響而得名。下個月將是他們圓錐帳篷降滿寒霜的月份，3月底則會帶來迷茫紛飛的大雪，這些月份的名稱帶我們一窺南達科塔人，如何與大自然交通聯繫的堂奧，我多麼希望今天我們也能使用這些古老節氣的名稱。

　　我現在正動手拆除耶誕節慶的擺設裝飾，並對今年收到的耶誕卡片做最後的瀏覽。我的個案珊卓拉寄來一張她愛犬的相片，這次普拉西多站在花園吐著舌頭，頸上圍著一面美國國旗。珊卓拉賣炸甜甜圈為生，生活重心放在普拉西多身上，這隻狗給她心滿意足的友誼。過去幾年我收到滿滿一抽屜的

普拉西多的照片,它們提醒了我寵物對人類有多麼重要。

很多個案從與動物之間的關係找到救贖。多妮拉一直想要養一隻寵物,但是她又為自己找了一大堆不應該養寵物的藉口,例如她對貓毛過敏、目前住的是狹小的統間公寓、經濟拮据買不起貓食、貓大便難處理,以及看獸醫要花很多銀子等。然而,九一一事件後,多妮拉開始沒法專心工作,於是她跑到「人道協會」挑了一隻暹羅貓回家養,事後她說:「要是沒有蘇菲,我非得服用抗憂鬱和治便秘的藥不可。」

失去寵物的經驗,比大部分人所想像,或我們這個文化一般所能了解的,都要來得痛苦。很多個案在為失去寵物痛哭同時,總是一邊抱歉地說:「我覺得為了這個那麼沮喪,實在很蠢!」不過,他們又加了一句:「我比我父母往生時哭得還傷心。」寵物的可愛行徑打動我們的內心深處,但是

身處在這個以人爲中心的文化社會，我們很羞於承認這點。

　　珍古德製作的一部名爲「兒童與大自然」的影片中，有心理問題的兒童都被送到可以由他們自己選擇寵物的學習營，剛開始時，管理員還要盯著這些小孩，以免發生虐待動物的事件。很悲哀的是，心理受創的兒童傷害動物的情形十分普遍，慢慢的，他們開始喜歡動物，而且都挑選了他們心愛的寵物，有些人遲疑的不敢去碰觸他們的寵物，生怕傷害了他們。這些小孩過去除了自暴自棄外，對自己沒有其他的感受，他們甚至期待自己會不小心摧毀他們所愛的一切，在開始對他們的動物付出關心，並且和牠們建立關係後，他們終於體會他們的寵物必須依靠他們才能活下去，這些孩童首次體驗了對他人毫無條件的正面關懷。

　　動物不是依時鐘運轉過活，更別說照電腦或微波時間來作息。最近，我走到州市集，與一群展示

他們飼養牛隻的兒童打成一片，我心想這群牛行動的速度和一千年以前沒什麼兩樣，但是在2003年的今天，把腳步放慢到與牛行相同速度，可以對小孩產生治療效果。

生命的律動會有同步發生的時候，所謂「互引作用」指的是生物體聚在一起時，很快就能搭上彼此節拍的一個生化法則。我們在大自然世界中，很自然會放慢腳步，神奇美妙的事接著就會發生。去年八月，我和我媳婦躺在毯子上觀賞天上的英仙座流星雨，我們一面吸吮著夾帶青草味的冷冽空氣、數著殞落的星星，一面聊著天，我們上自天文下至地理，無所不談，這天晚上是我們結為親戚以來最暢快的一次交流。

蘿拉，妳已從攀岩和泛舟運動中，了解到大自然的效應。當妳跟著水流的速度划進時，妳的呼吸頻率也跟著改變了。妳的感覺器官張開，聞到了樹木的芬芳，也聽到流水濺開來的聲音。南非的科薩

族人(Khosa)深信當沒有人去注意日出日落和月圓月缺時，人類群體將遭到詛咒而滅亡。我願意同意這個觀念，如果我們過於漠視而對「櫻桃轉紅的月份」的來臨毫無所覺，那麼我們在天地宇宙間是跟什麼打交道啊？

也許大自然賦予我們最大的禮物，就是讓我們可以領悟到什麼深遠重要意義的那一刻。理論上，我們可能在購物商場突然感到豁然開朗、茅塞頓開，但那裡通常不是這種感應發生的地點，在四周環境安靜停滯時，靈光才會迸現。

吉姆和我有一次和民謠歌手布屈‧漢考克(Butch Hancock)一起去露營。我們一路開過德州和墨西哥邊界的大彎國家公園，公園裡，蔓仙人掌花在長如蠟燭的枝頭盛開如火，野豬和土狼在柳樹林、孤挺花叢和牧豆灌木間磨蹭翻滾。那天，我們大部分的時間都駕著獨木舟沿著大里歐河（Rio Grande）逆流而上，近傍晚時分，我們煮著晚餐，

搭帳篷閒聊，即使先前在河上泛舟時，我和同伴之間的談話都僅只於客套式的問答，當天烏雲密布，我們大家必然都感受到慊慊的寒意，我的心情也跟著低落。就在那時，太陽破雲而出，在河谷四壁上照映出如火般光耀炫目的古銅色，布屈轉向我興奮的大叫：「快來看哪！這就是那種真的可能發生的奇景！」我不確定布屈這話的意思是否和我聽到時所理解的一樣深入，對我來說，這是個暗示。現在，每當失意時，我總記起那天如同被火燒紅的峽谷牆壁，並告訴我自己：「好好看看周圍可能發生的美好事物吧！」

蘿拉，妳無法計畫頓悟的發生，但是妳可以建議妳的個案在夕陽西下時分出外散散步，在群星交輝的夜晚，和著毯子躺在草地看星星。然後，妳十指交握，期待一隻天鵝飛過月娘的臉龐，或者梓花如雪片般吹落在妳個案的身上。

任何時候，只要面對心裡想不開的個案，不妨

考慮建議他們養一隻寵物，沒有什麼比看到小貓咪
在火爐前玩耍，更能讓妳平靜下來。經過一整天的
工作下來，大部分的人都可以從一隻忠狗狂躁熱情
的迎接中，得到一些安慰和紓解。下次妳到我辦公
室來，我把我最近收到的普拉西多的照片秀給妳
看。

第四封信
家庭可能背了黑鍋

2月3日

親愛的蘿拉：

　　安妮・狄拉德（Annie Dillard）曾說：「你若整天看書，便算是善用今天了。」這句話最適合二月天，一年的這個時節，我晚上大部分都守在爐火旁看書，通常我會先從和工作有關的書籍和文章開始讀起，但個把小時後，我改讀從小便愛看的卡瑟（Cather）和特洛羅普（Trollope）等人的作品。窗外天寒地凍，四野一片漆黑，偶有微星閃爍；但是屋內卻溫暖明亮，內外對比鮮明，頗饒趣味。

　　昨晚我翻閱一個關於快速深切治療的案例，這個諮商方法只有幾個療程，卻深深改變了接受治療的個案，讀到此令我心頭一震，好一個虛假不真的概念。人與人之間的關係是要花時間建立的，當我們以為在倉促的情況下，可以向個案做出高品質的

建議，卻是從根本刪去了我們可以提供他們一個審慎探討，他們處境的冷靜空間。尤有甚者，如果我們忽略到他們人生中的很多層面，而貿然提出激進的建議，且擬定浮誇的改造計畫，可能會因此傷害到個案。

　　這位個案的主人翁是個非洲裔美國婦人，她和一個她不很愛的男人同居，也極討厭目前的工作，之前，她已經吃了一陣子的抗憂鬱藥，並對心理醫生形容自己長期處於痛苦狀態。心理醫生問起她的家族史，她提起母親曾在一個葬禮中說出很刺傷她的話，他便抓住她母親的那些話不放，認定這便是造成她長期憂鬱的原因。他覺得那位母親長久壓抑他個案表達自己情感的能力，卻忽略了其他可能的問題，例如個案的不理想工作，有如木頭的同居人以及缺少可以傾訴的朋友。他也沒有調查個案的運動習慣、是否有喝酒、嗑藥的習性，或者黑人婦女在這個國家經常面對的一些重大的問題；相反的，

他幫著個案挑起對母親的憤恨。僅僅根據從個案那兒聽來的幾句話，主治心理醫生便把個案的母親妖魔化，來製造一個簡短、深切的經驗，這樣的互動方式錯在那裡呢？在幾乎缺乏資訊的情況下，這位心理醫生鼓勵他的個案改寫她的過去，重新規劃未來人生。他只附帶討論一下檢驗主觀事實的重要性，但這事實僅止於描述個案感覺過去曾發生的幾句模糊不清的話，對我來說，這樣的概念是麻煩的處方，那位心理醫生的作法形同在蛋白酥皮上蓋摩天大樓。

很多個案的人生扭曲變形，他們主觀認定的過去也跟著改變，所以來找我們尋求協助。協助個案檢驗他們主觀認定的事實，然後重建比較可信的事實，是我們心理醫生的一個重要任務。

我不知道這個案例中的母親是什麼樣的一個人，但是個案的心理醫生對她也毫無所悉。所有小孩對父母或多或少都有一些怨懟，沒有人覺得真正

被父母了解。我愛極了電影《YaYa私密日記》中雪普渥克斯(Shep Walker)的台詞,在被問到「你是否得到足夠的愛?」時,他回答說:「怎麼才叫做足夠呢?」

那位心理醫生做了一個不太站得住腳的假設:如果女兒不快樂,一定是她家人的錯。事實上,為人父母和教出成功的子女之間的關係複雜難料,誠實的父母不一定能教養出誠實的兒女。我認識的一位心理健康的女性從小母親就是個酒鬼,我碰到的不快樂的大人中,有一些來自以兒女為重、感情敏感的家庭,對小孩照顧得無微不至的夫婦有時特別沒有什麼兒女緣,反而粗心馬虎的父母養出極有成就的小孩。其實,家庭中兄弟姊妹之間的相處,也可能影響到一個人的心理健康狀態。

自佛洛依德以來,心理學家便將家庭視為疾病孳生的溫床,我們教導心理醫生要去尋找生病的動因、隱藏的遺傳密碼和家庭加諸在其成員身上的無

形壓力,我們也鼓勵個案回想成長路上微不足道的小事、錯誤或他們曾被傷害或誤解的記憶片段,在重啓記憶的過程中,我們甚至「協助」個案勾起他們已經忘懷的傷痛。

當了三十年的心理醫生,我深知有些家庭內發生可怕的人倫悲劇:我曾經看過一個擔任美髮師的媽媽常對女兒發火,更用滾水燙她的頭;我治療過近親通姦的受害人和被父母遺棄的兒童;我也曾目睹一個事業有成的中年生意人談起他那苛刻的父親時,掉下男兒淚。然而,我相信我們怨恨家人的同時,我們也痛恨自己。

心理醫生過去習慣用不健全家庭的例子,來解釋人類的痛苦和挫敗,這種作法嚴重忽略了社會文化的影響——缺乏意義的工作、花很長時間通勤上下班、住在單調貧困的郊區,以及對貧窮、戰爭、死於非命或環境災難的恐懼等。我們也忽略一個自上帝造物以來人類早已知道的事實——大部分人的

人生都不快樂。

心理學領域中很多理論對家庭的功能沒有好的評價。我們使用「自主」和「獨立」等正面字眼來讚揚冷漠疏離，而形容家人間親密關係的「共存」和「糾結」的負面字眼則帶有懲罰意涵。像「精神上的亂倫」這樣的用語，便是把家庭中很多表現愛的行為看作是病態，而且徹底讓人類搞不清楚愛的本質。我們長篇累牘詳述家庭對人類的負面影響，卻沒有清楚地闡明家庭可能對我們的幫助，我們一向鼓勵個案放手去追求他們的夢想，不要理會渴求他們探望的高齡祖母、搏取關注的兒女或需要支持的兄弟姊妹。

家庭容或是一個不完美的制度，但是它也可能是我們生命意義、人際關係和人生快樂的最大來源。我想起一位來找我治療的婦人，年約四十出頭，她的三個兒女都已上高中準備展翅飛離母巢，她因此出現自我預設性的憂傷症狀。她說：「我多

麼希望能在我們家周圍築一條護城河，全家便可以守在一起不分開，往日的時光是多麼快樂呀！」我記得我女兒5歲時，一頭鑽進她爸爸的懷抱中說：「我實在幸福得快要融化了！」

當然，身為心理醫生，我們不免探討個案受傷和憤怒的感覺，而且有時候，個案需要對他們在家裡可以容忍以及不能忍受的行為，訂出一個限度且表明立場。但是，強化家人間的關係，始終應該是我們的目標，即使是對來自最暴力的家庭的個案，我們也可以對他們建議：「找一個家族成員，好好去愛，即便他只是一個搬了兩次家、行蹤不明的遠房表兄，你還是要找到他，和他建立家人關係，每個人都需要親人嘛！」

家族在遭遇到問題、找不到出口時，會來尋求我們的治療，這通常意味家族至少想要解決一個以上的問題，反而使情況更糟糕。一個妻子想要搏取先生的注意，因此她經常抱怨，先生卻感受到威

脅，反而更加退縮；父母希望能與青春期的女兒多溝通，要她報告很多事情，女兒卻因此變得更神秘保留，然後，父母又要求想知道更多。

　　寫到出現問題的家庭，我想到了威爾森一家。皮衣不離身的爸爸有一頭紅色鬈髮，經常騎著摩托車到處跑，兩個兒子也穿著同式的黑色皮衣外套，有著同樣飛揚的紅鬈髮。這家人來找我，因為兩個男孩讀到高中都遭到退學，他們的父母則堅持他們繼續念書，但是兒子卻以不上學、不做功課來展現男子氣概，標榜他們是正宗的父子，因為他們的老爸也在念到高中時便輟學不讀了。他們一家人在我的辦公室正經八百的大談學校成績以及與老師的會談，但是，有一天，我不小心在「乳品皇后」(Dairy Queen)冰淇淋店中遇到他們父子，他們正談著冰淇淋上的香蕉碎片開懷大笑，吃完後，他們父子三人戴上安全帽、跨上機車絕塵而去，消失在夕陽下。看到威爾森一家在真實世界的表現，我提醒

自己，心理治療只是我們個案生活的一小部分，我們有責任不讓他們生活中其他已發展得不錯的部分搞砸了。

從我念研究所以後，我們這一行對家庭嚴苛的見解已稍有軟化，心理學界開始有一些正面的行動，且很多臨床心理醫生也願意重新思考他們的態度。在社會文化逐漸被毒化的今天，大部分心理醫生都了解身為父母所面臨的困難，我們也看到很多家庭需要的不是被解剖分析，而是外界的支持。蘿拉，妳仍會在指導課程、書本和教室中，體驗到無數的家庭挫敗和創傷，我希望妳處理每件個案都要經過全盤思考過濾。

所有家庭聽起來都有一些瘋狂，但那是因為所有人類本來就有一些瘋狂。當我們把個案和他的家人隔絕時，我們便承擔了龐大的責任，如果我們剝奪了他們對家庭的信念，那我們拿什麼來取代呢？倘若我們連自己的家人都不相信，我們還能相信什

麼人呢？

　　如果一個個案告訴妳，妳比他太太還要了解他時，妳可以回答：「但是，我沒有每天早上在餐桌上看到你啊！置身事外對我比較容易，我每個星期只需跟你相處一個鐘頭，我也不需嘮哩嘮叨要你去除草。」若個案一開口就是「我來自一個破碎的家庭」，妳可以說：「我們先不要管怎麼去稱呼你的家庭，到底真正發生什麼事？」面對一逕抱怨父母應該為他的自暴自棄負責的個案，妳可以說：「這個我們可以討論，但是我們也可以談談怎麼做能讓你更快樂一點。」

　　家庭縱有再多缺點，畢竟是祖先留下來的制度，且是真正的避風港。我們的個案失業、生病住院，或需要有人出席他們的保齡球錦標賽時，是家人陪伴在他們身旁，而不是我們心理醫生。我引用詩人佛斯特(Robert Frost)的詩句：「家，是在你需要的時候接納你的地方。」在同一首詩中，他也寫

道：「家庭，你不見得有資格擁有，卻不知怎麼的
就為你存在。」

　　面對需要治療的家族時，千萬不要忘記他們在
沒有妳的協助下，早就共同解決了一千個以上的問
題。你可能看到他們生命中的寒冷二月天，但二月
不會永遠逗留不去，六月終將降臨，輕輕的踏出腳
步，不要去修復原本就沒有破損的關係。

第五封信
心理治療沒有捷徑

2月7日

親愛的蘿拉：

　　過去幾天我守在愛荷華州孫女家中。我們舒適地蜷臥在室內，一面看著電視上的路況報導，一面張望著窗外的大風雪，我從沒有這麼快樂過。八個月大的小凱特，可以取悅你所有感官，摸她、看她或聽她嘰哩咕嚕地發出各種可愛的聲音，真的好好玩。我喜歡看兒子抱著凱特跳舞，就好像昔日我和父親相擁而舞一樣。不同的是，傑克和凱特手舞足蹈時放的是范・墨里森(Van Morrison)的搖滾樂，而我當年是在艾靈頓公爵(Duke Ellington)的爵士樂聲中，與父親翩然起舞。

　　我從孫女的雙眸中，看到奶奶克蕾西的眼神，她的一些手勢讓我回想起母親。在兒子孫女家做了幾次客後，我想到時光一逝不回，以及如果有幸，

我將可以在有生之年親眼看到我們一家七代的血親延續──上自我的曾祖母李,下至凱特將來所生的子女。我也想到我可以在凱特的人生中扮演什麼角色,我希望她能夠達成她的志願,運用她的天賦造福人類。

　　心理學者法蘭克‧彼特曼(Frank Pittman)把他一輩子人生發展的過程稱之為「性靈的成長」。個案來找我們通常是為特定的問題所困,譬如在商店順手牽羊失風被捕、長期失眠,或工作令人生厭但又害怕辭掉而心生焦慮,他們可能因厭食或暴食,與情人間的感情不保,或自己的小孩在學校念不好書而痛苦不堪。他們通常期待只要花最少的心力便能很快解決問題,有時我們可以幫他們做到這點,但是,他們提出來的問題往往牽連其他,特定的問題到頭來變成是更大的問題的暗喻或症狀。

　　一位母親帶著兒子出現在我辦公室,那個男孩之前被抓到侵入學校的電腦系統,他晚上常熬夜上

網玩電腦遊戲，他不僅偷偷玩電腦，在交朋友和處理金錢上也都神秘兮兮，不讓家人知道。他母親早在多年前便已離婚，男孩之後便再也沒有見過生父，他們住的地方離其他親戚家很遠。訂製解決問題的配方得要真正了解他的母親、兒子以及他們生活周遭的環境。

另一位下著緊身藍色牛仔褲、上穿低胸羊毛衫、足登高跟鞋的女士，跑來向我抱怨她先生不再花時間陪她，她懷疑老公有外遇，「我每天都到健身房報到，體重維持得跟婚前一樣。」她又加了一句：「如果他真的給我搞外遇，我會去自殺！」我問她：「妳生活中除了先生之外，還有什麼？」

深切治療牽涉到處理表面的怨言，並且藉此引出更深層的問題，有時我們需要問一些很衝的問題，例如「你覺得自己是一個好爸爸嗎？」但也需要輔以例如「現在難道不是該原諒自己的時候嗎？」帶有安撫意味的問題，有些喜愛研究人生哲

理的個案最後會回到名畫家高更提出的著名問題：
「我們來自何方？我們是什麼人？我們又將往何處
去？」

　　兒童的任何行為大多會接收到外界的反應，成
人通常只能靠自己，沒有人會對他們說：「你要一
五一十誠實地告訴你媽。」「椅子坐正！」「頭髮
該梳一梳了，襯衫也要換一件。」或「不要事情不
如你意時就大發雷霆。」個案在接受心理治療時的
思考、感受和行為，和現實生活並無二致，如果我
們能想出他們最需要聽的話，而且以他們能聽得進
去的方式說出來，對他們可能有很大的幫助。

　　然而，事情並非總是如此順利。我曾治療過一
位公司的執行長，他把別人看成是設計來服務他、
討好他的有趣物品，這位名叫唐納的仁兄的問題
是，跟他交往的女人最後都離他而去。剛開始他很
輕易便吸引女人，甚至把她們弄上床，但是，在一
段時間後，正如他自己所說的，留下來繼續交往的

46

只有那些用感情來換取金錢的女人。有一次在療程結束後，唐納遞給我一百元大鈔說：「不用找了。」當時一節療程收費45美金，我把該找的錢硬塞回給他說：「你到底想幹什麼？」

我對他提出一連串的問題：世界上有什麼人是你真心喜愛且尊重的？到底有沒有人關心你？將來你百年以後，你身後有沒有什麼事蹟值得讓人懷念？這個世上沒有你，到底有什麼差別？

但是，我和他都失敗了。唐納有一套賺錢第一，感情第二的價值觀，他崇拜唐納‧川普（Donald Trump）和比爾‧蓋茲（Bill Gates），卻把自己的父母和成年的兄弟姊妹當做是每年過節時，不得不拜訪一兩次的討厭人物，周遭沒有多少人提起他時，對他表示好感。我在拋出「你想要什麼不同的人生？」問題時，的確還對他心存一絲希望，他卻以近乎哀傷的眼神望著我說：「我們一生終將落得無足輕重的下場，充其量只是腐蛆口中的一團屍

肉。」我想如果他繼續留下來接受治療,這是個我
們可以繼續討論的答案。可惜,他嫌我治療得不夠
快,便不再來了。結果,我只不過是另一個令他失
望的服務員工。

　　我初踏入心理治療這一行時,專業訓練要我們
變換不同的方式來問問題:「別人怎麼待你?你對
他們的態度有何感受?」過去數十年,我的工作逐
漸演變成,幫助個案思索他們的行為對他人產生何
種作用,現在我比較會問:「你怎麼待別人?你讓
別人有什麼感受?」

　　成功的心理治療應該能重整內心世界的風景,
個案經過治療後能有一個不一樣的人生,且他們的
行為因此改變。習慣在憤怒時出現暴力行為的個案
可能了解,他們的憤怒其實是可以坐下來討論解決
的。人常有不同的想法和感受,妻子可以接受她先
生以幫她跑腿做一些雜事來表現他對她的愛,一個
女兒能體會她父親可能永遠無法變成她心目中的理

想典範，但是，反正她跟他相處也很快樂。

　　一切的重點就是要保持平衡。我鼓勵焦慮怯弱的個案變得更堅強大膽，我也試圖幫助男子氣概十足的男子多加一點溫柔和感情。我記得一個名叫肯恩的男子，他永遠沒辦法克制自己對酒、色、賭的迷戀，我鼓勵他放慢腳步，問他：「在飲酒、賭博，和陌生女子發生一夜情之前，你可能問自己什麼問題？」我也教肯恩每天花幾分鐘心無旁騖的獨坐，放慢呼吸頻率，全心注意自己的感覺。肯恩很怕腳步慢下來，當他終於做到時，卻因為發現自己內心世界的荒蕪而沮喪不已。歷經幾個星期的悲傷情緒，他開始能夠做出稍微理智的決定。

　　很多思考僵化的人認為，唯有使用極端的方法，才可能解決問題，我敦促他們多考慮其他的選擇。我問他們：「這個問題有那些你忽視的層面？我懷疑別人對這個可能有不同的見解？」有一個老人的獨子從不來探望他，他只能想到兩條路：登報

聲明跟兒子斷絕父子關係；或是死後把財產全部留給他。我問老人：「難道你不能只留給他部分財產？你也許可以告訴你兒子你很寂寞？」

　　我要求整天汲汲營營的個案放慢腳步；要生活乏味的個案找一些事情做。我激勵軟趴趴、懶得動的個案找回活力；安撫老是腎上腺一分泌便衝動行事的個案要他們靜下來。我們有時需要幫忙傷心的個案把內心的憤怒發洩出來，我要他們從列出十件讓他們生氣的事情開始。我建議感情衝動的人在行動之前深思熟慮；鼓勵做事思前顧後的個案積極採取行動。我也試著幫助自私成性的人多為別人著想；勸導習慣自我犧牲的人對自己好一點，我和個案一起尋求美好的中庸之道。

　　幾年前我到日本演講，發現日文中有許多字可以同時表達兩種，甚至三種感情，令我印象深刻；而在英語中只有一些字有這麼多意思，如苦中帶甜（bittersweet）或者又酸又辣（poignant）也算。然而

50

事實上，我們大部分時間都有一種以上的感受。每次和家人聚會完後，我總是鬆了口氣，很高興回到自己的車上；另一方面，又感到離別的愁緒。我對先生發火同時，心裡其實憐惜他可能已經盡了全力。望著落日西沉，我的心同時感受到兩種震撼：既驚嘆夕陽美景如斯，又傷感生命的短暫。儘管英語中少有如日式感情的美麗詞彙，我們仍可幫助個案描述他們千絲萬縷的複雜情緒狀態。我們可以問個案：「你現在還有什麼別的感受？」經這麼一問，我們便把問題帶入另一個層次。

英國知名女作家勃朗寧（ Elizabeth Barrett Browning ）曾寫道：「天地間充滿了天堂。」年紀越長，我越能珍惜人生的各種風景，上蒼賜予我們在這個藍天綠地的星球上的美好時光，似乎也愈發珍貴。對我來說，最大的悲劇是，當美麗的事物正要發榮滋長時，半路又殺出程咬金。

我希望我的孫女凱特能如花朵盛放，成為一個

熱愛世界,並努力拯救它的有用之人,我對我所有
的個案也寄予同樣的厚望。從我那個老是嘴巴嘰哩
咕嚕、手舞足蹈的孫女身上,的確比較容易看到人
類的未來,但是,在那個本想留給我豐厚小費的執
行長,以及那個老是抱怨父母的青少年身上,也同
樣可以找到這種潛能。蘿拉,我們每一個人都有求
好向上的良知良能,只要有人肯花時間幫助我們把
它們發掘出來,並加以灌溉使之開花結果。

第六封信
把每個行爲之間的點連連看

2月28日

親愛的蘿拉：

我現在可以分毫不差地勾勒出我母親的雙手：
手背因太陽長期曝曬變成褐黃色，雀斑和老人斑星
布其間，上面爬滿了如蛇般的青筋，指甲剪得平整
素淨、蔻丹絲毫不沾，薄如紙幾近透明的皮膚輕柔
地覆蓋著手背骨。我之所以能描述得如此鉅細靡
遺，是因爲現在攤在我自己眼前的雙手也已變成媽
媽的手了。

逝者如斯夫，不舍晝夜。無論在家庭或職場，
總是後浪推前浪，不斷世代交替，我們很多偉大的
心理醫生不是退休便是告別人世。有一段時間，不
少心理醫生憑著自己獨特的才幹和魅力嶄露頭角，
我能想到的就有傅里茲・佩爾斯 (Fritz Perls)、卡
爾・威特克 (Carl Whitaker)、薩爾・米青 (Sal

Minchin) 以及維吉妮亞・莎特爾 (Virginia Satir) 等人。我們這一行中公認最偉大心理醫生米爾頓・艾瑞克森 (Milton Erickson) 自己有一套以滑稽好笑的觀察角度，一下子打進複雜核心解開問題的方法。有一次，一個他指導的心理醫生心裡煩惱不安，米爾頓給他一個催眠後的暗示，建議他去爬一座山，結果成功的改造他。

我年輕初入行時，忍不住嘗試使用一些旁門左道，但我後來逐漸明瞭精心設計的策略、撒謊的伎倆和似是而非的複雜論調，實在不太像我的風格。我長得既不性感也不輕浮躁動，單刀直入的方法比較不會讓我和個案感到慌亂。我以自己也願意接受的方法來治療個案，只有在這些方法不管用後，我才會轉向比較需要用點心思的技巧。

我做足了基本功夫，成功治好個案時，我高興得大加慶祝，也記下所有歡樂和苦惱的事務，我對所有的個案幾乎都會指定一些家庭作業，我出給他

們的功課不外是好好玩一玩、做幾件善事以及多多運動。每次療程結束前，我都會留幾分鐘和個案討論剛剛一起相處的一個小時的情況，我會問：「你對今天我們互動的方式有什麼感想？這樣對你的問題有沒有一點兒幫助？」

在進行心理治療期間，我一概不接電話，也不准個案開手機和呼叫器，個案如果急匆匆、神情緊張地走進來，我總建議兩人在開始對話前，先一起靜靜的坐一會兒、作幾個深呼吸。同樣的，個案若低頭飲泣，我也學會等他們心情平復後再談。心理治療不是無線電收音機，我們不需要讓空氣中分分秒秒都充塞聲音，有時，在寂靜中反而發生令人意想不到的事情，女個案可能會在輕輕嘆口氣後，承認自己對先生已不再有感情，男個案則輕聲低語說：「這個秘密我還沒有告訴任何人⋯⋯」然後便嗚嗚地哭了起來。

「靈感」十分禮貌周到，她總是輕輕叩門，若

我們不應門，她便一溜煙地走掉了。美國以外的世界是喧鬧不安的，在以奈米計時和電視新聞標題充斥的時代，心理醫生卻在真實的時間環境下工作，套用我的朋友薇琪‧魯賓(Vicki Robin)的話：「我們讓人放慢腳步到理智的速度。」我們的聲調、措辭、臉部表情和身體姿勢傳達我們與個案站在同一陣線的訊息，「不論發生什麼事，我們都可以共同處理解決。」

　　堅持不懈的態度是一個在我們這個專業常被低估的優點，心理治療某些部分就是一些單調乏味的差事，例如閱讀關於暴食症女性的期刊雜誌，和患憂鬱症的大學生討論運動的功效，以及與一個母親共同檢討她對休閒時間的管理和運用，這些工作不會讓你感到是在變魔術，或錄製令人一看難忘的實習錄音帶，但是，它們就像刷牙或吃新鮮蔬菜一樣，十分重要。

　　一個人的改變如果好到不太真實，其結果也可

能真的是一場空。正如天下沒有白吃的午餐一樣，在我們這一行也沒有不付出努力便能獲致的轉變，我比較喜歡漸進增生的轉變。在這方面，鈴木博士是我學習的榜樣，他發展出一種教導兒童演奏古典音樂的方法，發現每次若採取夠小的步伐，任何人都可以進步，乃至臻於專精的境地。我們一般人很少企圖一步登天，因為其結果常是跌落下來，其中竅門在於找出尺寸正確的步伐，既能敦促個案向前行，又能保證每一步跨出去都能成功。

一個老是拐彎抹角的人常發現自己總是在同一個街區裡繞來繞去，我常鼓勵個案說：「不要走太急，但也不要停下來。」同時，我也以讚美的方式來達到我預期的行為得以持續的目的，我可能會對心理有障礙的青少年說：「我真的很希望看到你即使感到疲累，也照樣上學讀書，因為這代表你真正成熟長大。」

我也會問：「過去什麼方法對你有用？」我的

一個患有慢性心理病的個案告訴我，她換了一個新的精神醫生，她的病歷堆在他桌上足足有兩尺高，但是醫生看都不看，就直接問她：「妳以前服用過的藥物中，有沒有那種妳覺得有效？」我的個案回答說有，並且把藥名告訴醫生，醫生照單開了處方，她服用之後，情況立即獲得改善。

我會在問題中注入正面的觀念和建議，例如「你要怎麼用你的力量去解決這個問題？」「你怎麼知道你真的有一些進步？」「你每天笑幾回？」「你的好朋友有可能改善你的情況嗎？」或「如果你不再讓你的小孩主宰你的生活，會有什麼改變？」

我也常要個案給我看他們的家人和他們生命中重要人士的照片，通常那些人看起來與我先前想像的，或我的個案過去描述的不太一樣：原來那個有如魔鬼般的父親看起來只是一個生病的老人；事事干預作主的母親其實只是一個瞧不起自己，但又一

心想討好兒女的婦人；那個英俊瀟灑的男朋友是一個看起來不修邊幅、完全不吸引人的居家男子。相片常常會讓個案陷入回憶，也會迸發出新的觀察角度和不一樣的情節。通常在看了照片以後，我和個案都感到比較能解釋他們與家人之間的關係。然而另一方面，有很多次，個案自己在照片中明明笑得開懷，卻對我說：「其實相片中的我當時很痛苦。」然後，他會吐露一些幕後秘辛，我才相信拍照時，確有很多真實或象徵性的裝模作樣。

有時我們也必須給個案一些挑戰，譬如，我不得不說：「你如果繼續抽菸，我不准你再開校車。」，或者「你家都是你太太在做家事，你覺得這樣公平嗎？」運用這個技巧時，全靠你說話的聲調，溫柔關懷的語氣可以同時帶有挑戰意味，而且不致破壞你與個案之間溫馨的關係。

為個案重新定義他們的處境可能激發改變。如果一對母女老是吵個不停，我可能會說：「看起來

你們倆一直在下工夫，讓誰也離不開誰。」對一個頑固的小孩，我會說：「這種不屈不撓的個性如果好好運用，對他以後的人生會有幫助。」對一個老是抱怨太太把早報搞得七零八落的男人，我可以回敬他：「你太太每天藉此給你一個可愛的暗示，提醒你，你其實並不孤單。」

我也從工作中學習到如何處理自己的感受，如果我覺察到自己開始沒有辦法克制地在個案面前打呵欠，我會捫心自問：「是不是個案說話時不用大腦，或者他們一直在重複我之前已聽過的老掉牙談話？」有一次，個案在療程中像連珠砲般不停的說些無用的話，我對她喊停並直截了當的說：「我感覺到這樣的聊天翻來覆去都不脫同一類型，到底怎麼了？」我的個案突然靜下來，有好一會兒，看起來好像被我槍斃一樣。過後，她輕輕地、第一次說出「我想要離婚」的真心話。

蘿拉，隨時注意自己的感受，並且在療程中運

用你的感受。你對個案的反應，最有可能也是他人的感受，如果有人約好了時間到時候不出現、老是遲到、忘了付錢或忘了做功課，這些其實就已透露了個案的人際關係為何出現問題的訊息。

我們可以幫助個案透視時間的三角鏡——過去、現在、未來。過去預告我們人生的每一階段，我們對一個飲食失調的年輕女子強調「沒有人獨自一人用餐」後，可以問她：「妳父親處理壓力的手法，是否提醒妳與自己女兒的相處模式？」或「妳今天的抉擇如何影響你未來的前途？」

思考、感覺和行為是人類活動的三部曲，但是人類的活動常被區隔劃分，活動之間的點沒有被連成線，這種分隔切斷其相互關係的作法十分危險。個案可能感到憤怒和沮喪，但是，他們沒有把那樣的情緒和飲酒過量以及看太多電視連在一塊兒。

我們最拿手的絕活是幫助個案找到行為間的關聯性。「你會不會覺得你的沮喪和你削減工廠工人

的福利有關係？」「你知不知道你雖然很想你兒子，可是，你其實並沒有花多少時間陪他？」「你有沒有注意到每次你太太離開鎮上，你就打起撲克牌？」「你有沒有觀察到你每次談到女兒時，總是雙手合抱胸前？」

　　如果說一家房地產仲介公司經營成功的竅門，除了地點還是地點，那麼我們心理治療成功的秘方除了連結關係之外，還是連結關係。我們需要把人的各種感覺、行為和想法連結起來，我們也希望個案能與我們、他們的家人以及其他人發生互動聯繫。我想起一個名叫米莉安的個案，她極端敏感、感情充沛，長時為心中焦慮所苦，總把自己關在家裡大門不出。她喜歡分析自己的情緒，但事實上，她需要做些不一樣的事。我鼓勵她採取一些微小，但勇敢的行動，例如走到離家幾條街的雜貨舖，打電話給朋友聊天。她需要的是多思考，而不是憑情緒過一生。我建議她把她的感受以及觸發這些情緒

的不理性想法寫出來，然後，她可以寫下或許能讓她感到好受些的理性想法，我也鼓勵她去學瑜珈。

我們可以藉著了解人類感情、行為和認知的三角關係，來改變療程的內容。任何時候，只要個案的傾訴太偏某一個面向，我們就把問題轉到其他兩個面向。另一個有幫助的方法，是把個案的現在和過去或未來扯上關係。

在悲傷的情境下，與個案談談歡樂的時光，可能有治療效果。我母親離世前病臥醫院好幾個月，她成天嘔吐、經常睡不成眠，身心痛苦不堪，我在她生命旅程最後階段常到醫院陪宿。有一天，我們無意間想到一個遊戲，我們假裝她不在醫院，而是去郊外露營，就像以前我們的洛磯山脈踏青之旅，我告訴她豎起鼻子、聞聞松樹的味道，吸幾口冷冽的山間空氣，最後她的呼吸器發出的氣泡變成了瀑布，病床成了睡袋，房間的天花板也開始群星閃爍，她笑開了，並且流連在數星星的遊戲中。

　　我們這一代的浪頭很快就要拍打上岸碎成浪花
片片。蘿拉，再過不久，妳也要接手我現在正在做
的工作，我希望這些忠言能幫助妳，讓那些來找妳
看診的人的生命更加豐美富足。

春

第七封信
痛苦洗禮下的成長

3月23日

親愛的蘿拉：

　　我和吉姆剛結束每年一度觀賞隨季節遷徙的沙丘蒼鷺之旅返回家門，這次出遊期間天氣陰冷、霪雨霏霏，除了偶爾看到火紅盛開的木蘭樹花，整個內布拉斯加州都罩上一層大地的色調，即灰乳、棕黑、黃褐和灰色的混合色彩。大部分的人都抱怨天氣不好，但我卻認爲沒有不佳的天候，只有不合季節的衣服，我滿能欣賞穿上各色戲裝的大地風采。

　　昨天有將近五十萬隻蒼鷺聚集棲息在普拉特河（Platte River），這種生物存活的年代幾乎和落磯山脈一樣久遠，早在內布拉斯加還是內陸海的時期，牠們便已飛越此地南遷北徙。蒼鷺白天飛舞在玉米田間，日落黃昏後，牠們成千上萬結隊飛向普拉特河，各自聚集在靜謐的河上形成一窩窩黑島。牠們

發出一種很奇特的叫聲，自然學家保羅·葛樂丘（Paul Gruchow）將之形容為一種在你出生之前即聽過的聲音。我發覺觀賞牠們亙古以來年復一年的活動令人感到舒心，這群候鳥讓我從宏觀的角度來看待我卑微的生命，但我並不覺得自己渺小，反而覺得自己是組成無垠宇宙的一小分子。

　　多年前，我有一個個案名叫羅蓮娜，她是個愛唱民謠、喜跳土風舞的社工人員，身為單親媽媽的她帶著三個小孩住在我們家附近其中一個最窮困的社區。我是在她所謂的諸事不順的「凶年」中認識她的，當時她的小女兒在學校突然發病，後來診斷出是羊癲癇，接著她的一位密友死於乳癌，父親又在趕搭公車時心臟病突發去世。第一次見面時，她一逕哭個不停，療程結束後，她終於擦乾眼淚，向我道謝說：「我想接受心理治療，我需要來看你！」

　　有一陣子羅蓮娜沉浸在哀痛中無法自拔，她形容自己疲累不堪地走進灰濛濛的混沌迷霧中。然

而，她畢竟是個堅強的女人，終於學會接受自己所有的感受，不再逃避。

很多人都有遭逢困阨不順的時候，我記得一個庫德族的女難民因為工作問題來找我，長時間在冰冷濕滑的肉品包裝工廠打工，她的胸背疼痛不堪。我說了一些類似「我知道這段日子對妳來說不是太好受」之類的安慰話，傑哈竟回答說：「我這輩子從來也沒有一天好受過！」

我曾在《另一個國度》(*Another Country*)中寫過一位名叫愛爾瑪、雙耳漸聾、眼睛因糖尿病失明的八十歲孀居老太太。她和六十二歲重度智障的女兒同住在一棟小房子，但是，她總是興高采烈地做她分內的事，郵差、鄰居和居家護士都成了她的好朋友，她常拿自己家人開玩笑，而且不是玩假的，連我偶爾路過拜訪，她也不放過我。（事實上，這還是第一次有人把一壓會發出哈哈笑聲的墊子放在給我坐的椅子上。）然而，愛爾瑪還是很擔心萬一

她早走一步，她的女兒要怎麼辦。

如果你分分秒秒盯著這個世界，你會發現一大堆痛苦的事物。

我記起兩位個案淚痕滿布的臉孔，如果不哭的話，從外表看起來，這是兩張長得完全不同的臉：法蘭契絲卡在歷經一場殘忍的約會強暴後來接受心理治療；而舒安因先生自殺找上我。前者長得漂亮動人，一頭深色頭髮，在地區大學裡負責一項收費教育計畫，她精明世故，且口才辯給，幾乎可以不用我的協助，就可以處理自己傷痛；舒安則是個性外向的紅髮女子，她的職業是接線生，平日自以為聰明，不習慣在人前談及自己的私人感受。有好幾個月我固定在每個星期二下午三點看舒安，法蘭契絲卡的治療則接著排在四點。

在療程中，兩個人的表現有很多相似之處：她們痛哭不止、氣憤難平，且十分擔心自己的小孩。我永遠不會忘記法蘭契絲卡描述她被推到水泥牆

邊，撞斷了好幾顆牙，以及全身發冷、準備受死的可怕經歷。我也難忘舒安提到她在向5歲的孿生子宣告他們父親的死訊後，其中一個還天眞的問說：「但是，他明天還是會回家，對吧？」

　　舒安和法蘭契絲卡兩人都背負著極沉重的心靈負擔走進我辦公室，但是，一如愛爾瑪，她們終能走出自己命運的一片天，她們發現不幸的遭遇固然帶來巨大的傷痛，且永遠改變了她們，但事情也不全然都是壞的，也有它好的一面。法蘭契絲卡發現她比自己原來所想的還要堅強，她說：「如果妳能過得了人生這一關，就沒有什麼活不下去的了。」

　　舒安也了解她不應該爲先生的死自責，不管她是一個多麼失敗的妻子，她先生都要爲自己選擇輕生而負責，她並發現在和別人分享自己的感受後，人也變得比較輕鬆。她很早以前就揮別心理治療，我希望她能記取在治療中學習到的人生道理。

　　這個世界上多數的瘋狂行徑——暴力、吸毒和

狂熱的宗教活動，都因逃避痛苦而生，世上很多數一數二的兇狠角色和最殘暴無道的殺人魔，就是因為不敢去面對自己痛苦的情緒，才會採取非人的行動。唯一比痛苦更糟糕的事，是對痛苦毫無感覺。健康的人會面對自己的痛苦，感到傷心時就大哭一場，生氣時心裡也清楚自己陷在憤怒的情緒中，他們不會假裝只有一種普遍級電影式的標準情緒，他們只是觀察、描述自己情感的變化，但並不加以評斷。

當然，事情哪有那麼簡單。我也見過我無論怎麼做都安慰不了的個案。我曾治療一位女性長達數月，她自小父母雙亡，迫切渴望被人關愛照顧，她極度自我防衛有如一隻刺蝟，我若不主動挑她、攻她，一小時的療程簡直撐不下去。她離開診所時，所有的痛苦還是沒能消化沉澱，同時她也對我感到生氣，認為我只是又一個令她失望的人。

我對健康人的定義是，可以從各種經驗中學習

和成長的人。曾歷經喪妻和白髮人送黑髮人傷痛的詩人佛斯特到老時，對人生總結出幾個字：「人生還是要過下去！」

我心目中的英雄是葛莉絲姑媽，她已八十多歲，先生長臥病榻，兒子在她的前院割草時突然暴斃身亡。我聽到噩耗打電話過去慰問時，她的心理已做好調適，她告訴我說：「死者已矣，我們只需關愛照顧生者就是了。」

蘿拉，談了這麼許多，並不表示我們只要求個案學習成長，而視他們的痛苦為無物，我也會為羅蓮娜、法蘭契絲卡和舒安感到心痛，但是，只需假以一些時日，他們都能找到平復之道。

我希望我這封信能發揮鼓勵妳去觀賞蒼鷺生態的作用。我們站在橋上觀賞蒼鷺好整以暇棲息在水邊，一面不住地跺腳來驅走寒意。紅日西下後，一輪半月如水銀燈般清楚地照映出，普拉特河面上群鳥聚擠成的一疊疊黑島，冷風吹過棉樹林，我們靜

聽蒼鷺喃喃低語，以尖嘴相互輕啄入眠，臉上被寒氣凍得麻痛。稍後在回家途中，我們坐在溫暖的車內分享起司三明治和蘋果時，卻有著一種完滿，與大自然母親重新交融的幸福感覺。

快樂指數自己定

4月14日

親愛的蘿拉：

　　四月是我最喜歡造訪歐札克山區的季節，羊肚菌已開始發出嫩芽，菩提枝枒陸續鑽出，粉白夾雜的山茱萸舖天蓋地開滿山丘，看起來好像一支極大的棉花糖。我一如以往在周六晚上來到老田園歌友會看不收錢的秀，藝人在歌友會自有的表演廳中演奏鄉村老歌、鄉下特有的喜劇，男女老幼從五歲到九十五歲在台上踏步合跳木鞋舞，而藝人的親友們穿梭觀眾席間販賣熱狗、薯片和堪稱全國最好吃的葡萄乾派。

　　老田園歌友會已成立多年，我表哥史提夫是創始會員，他的老友強尼在台上說說唱唱、娛樂嘉賓，說的笑話泰半和我表哥有關，他稱呼我表哥「微笑老史」。強尼和史提夫三十幾年前讀高中

時，便是搖滾樂合唱團的隊友。如今強尼罹患一種
退化性疾病，頸部以下全部癱瘓，靠氧氣機維生，
雙眼幾乎全盲，他大部分的時間躺在醫院與呼吸道
感染毛病奮戰，但是，如果身體狀況許可，他一定
回到舞台上表演。強尼的父親幫兒子套上西部鄉村
服飾和牛仔靴子，並和其他的藝人把他抬到椅子
上，強尼打頭陣致詞開場歡迎觀眾並主持節目。

　　在無法行動且逐漸失去語言能力後，強尼開創
了一個以音樂為重心的人生，而且他還做起歐札克
山區式的心理輔導，很多同鄉到他家談天，走時個
個心裡都覺得好受些了，因為想到強尼雖一身都是
病，尚且能夠如此龍馬精神的過他的人生，他們當
然也可以挺過去。

　　強尼是多項研究得出的結論——「幸福與否和
財富多寡幾乎無關」的一個活生生的例證。有錢人
並不比窮人快樂，我們人類傾向保持某種程度的快
樂，不管情況如何變化，例如中樂透彩大獎或被診

斷出得了癌症，幾乎感受到同樣程度的快樂或悲
傷，只能改變這種快樂指數一段短時間。我的叔叔
歐提斯就說：「大部分人感到快樂的程度，和他們
決心要讓自己多快樂的程度差不多。」

　　研究指出，我們若花愈多時間陪伴他人，感覺
愈好。朋友在決定我們幸福與否上扮演重要的角
色，很令人驚訝的是，男人和女人感到快樂的程度
無甚差別，這項發現和女人通常對外表示較容易感
到沮喪的研究結果有所牴觸。然而，女人也表示她
們感受到更多的歡樂，她們比男人更認眞看待自己
的各種情緒狀態。

　　若以群體來論，結婚的人比單身的人更快樂；
有宗教信仰的人比不信敎的人更快樂；立定目標努
力以赴的人比漫無目的人更加快樂。事實上，人在
追求目標的過程中比眞正到達終點時更加快樂，佛
洛依德曾形容一個人「被成功所毀」，我也注意到
人一旦達成所有心願，心中會產生一種好笑的悲涼

和空虛，除非重新訂定對他們有意義的新目標，否則他們會一直感到失落。

我常建議情緒沮喪的個案到慈善廚房去做義工，他們後來都振作起來且自覺比以前更幸運。我曾經安排一個極端叛逆的少女葛內特到安養中心工作，她的個性過於固執，硬是不肯對護士推薦給她的乖乖牌病人伸出援手；相反的，她挑選生性澆薄、老愛跟人吵架的八十多歲老翁巴特勒先生做她的服務對象。有好幾個星期，葛內特用她獨門的手法來打擊巴特勒，包括看MTV頻道把音響開得老大，主動提議要幫他把指甲漆成黑色，硬塞給他《滾石雜誌》以及花生醬、酸瓜、火腿捲等她個人偏好的食物。起初那個老傢伙苦苦哀求護士小姐把葛內特趕走，護士小姐也照他的吩咐叫她不要再來了，但是她還是偷偷溜進來看他。經過幾番交手後，巴特勒終於敗陣下來，並開口和葛內特說話，她也應嘴回去，不知不覺地，兩個人最後竟成了好

朋友。我才正要展開對葛內特的心理治療，這個成功的試驗可說是一個好的開始。

鼓勵個案培養一些良好的例行公事，是我們可以為他們做的好事之一，這包括按時服藥、按摩和運動，或是遛狗、上班途中買一杯咖啡、在人造噴泉旁邊用午餐、與心愛的人共進下午茶、每星期和朋友相偕慢跑一次、每月固定探望祖母一次、每年與老球友歡聚一次或背著背包去爬一次山等都可以。這些固定的儀式總是能帶給個案一些期待。

泰德‧庫瑟(Ted Kooser)所寫的《風土奇觀》(*Local Wonders*)以一句波西米亞的諺語為開頭：「當上帝希望窮人高興時，祂先弄丟他的驢子，再讓他失而復得。」然而，快樂人生的定義不僅僅是生活中沒有悲劇發生，而是要對我們所擁有的一切心存感恩。詩人比爾‧克羅伊福康(Bill Kloefkorn)就說：「無所求、無所為而為，快樂自會找上你。」

我教導個案世間有很多種不同的愛，不要僅侷

限愛一個人，擁有好朋友，和鄰居家人保持親密關係都十分重要。我也告誡他們：「不要只培養一種嗜好或僅有一種謀生方法，就像績優的股票組合一樣，凡事都要分散風險保持多樣化。」快樂幸福來自明智的抉擇，正直誠信的美德、充沛的活力、毅力和勇氣也都是快樂的泉源。簡言之，快樂和我們的人格結構、工作、健康和人際關係息息相關。

蘿拉，很多人讀到這裡也許會說：「唉呀！這我老早就知道了。」但事實上，我們的社會文化在快樂的定義上老是誤導我們，而我們心理學家對這種錯誤的教育也難逃其責，特別是在1960、1970年代，心理醫生倡導一種淺薄的快樂定義：只要管好自己的事，快樂自會上門。

現在我們可以推翻過去的主流文化，並建議個案去尋求平凡的滿足或一個別人認為不怎樣的目標，而不是去追求天堂般的幸福，天堂般的幸福若能得之固然可喜，但是簡單的滿足卻更能憑努力獲

取。古老的趣味隨處可拾——圍著爐火談天說地、共享餐點，讀一本好書或聽一場美妙的音樂，管它是非洲的鼓樂或巴哈的協奏曲。

　　想到快樂這個字眼，盛裝的強尼暫時不靠呼吸器，但把發亮的機器擺在一旁待命的情景便浮上我的腦海，他老拿史提夫開玩笑，逗得滿場觀眾和藝人哈哈大笑。同時，他也語帶技巧地為那些住家遭祝融之虐，或兒女病痛卻無錢送醫的可憐人募款。我不時想起他閉著瞎眼，聽到〈Orange Blossom Special〉這首老歌時不住的點頭微笑，以及後來他母親一口口餵他葡萄乾派時，他吃得津津有味的模樣。

第九封信
比方來比方去的遊戲

4月16日

親愛的蘿拉：

　　昨夜一場反常的暴風雪侵襲林肯市，前一天氣溫才升到華氏五十多度且天空藍得發亮，在割草扒土時，我還可以聽到雁群排成不規則v字隊形北飛傳來的鳴聲，更發現一隻紅衣鳳頭鳥在我的山楂樹上宛轉輕啼；而今天，我只聽到烏鴉呱呱的嘈叫，我們又得重新把雪鏟找出來除雪。

　　春天代表希望、新生和歡樂大地回春。不只詩人，所有的人類都有比喻的天性，我爸爸提起有錢人總說他們「生活奢華得好像販賣私酒的浸信會教徒」，我的姑媽瑪格麗特管電視機叫做「配上香菜的肥料」，我的一位鄰居如此形容他超級好運的兒子：「掉進一桶餵豬的餿水，但爬出來時卻新袍加身、無比光鮮。」

　　尼采曾說：「事實是一支隨時移動的比喻大軍」，好的心理醫生也隨時拎著一只塞滿精心設計比喻的工具箱。人生可比擬為一本書、一齣舞蹈、一段旅程、一天廿四小時、一場智力競賽、一首歌、爬一座階梯、一場盛宴、一個無期徒刑或一座花園。在我看來，最好不要把人生比喻成一場戰爭或一項運動，這種使用過度的類比扭曲了我們的世界觀，把人生框限在競爭、暴力和勝敗輸贏當中，雖然這個比喻有部分是事實，但並非建構人類經驗最有助益的方法。

　　我從一開始便用「切到手指」這個比喻來向個案闡釋放輕鬆、盡情體驗自己真正感受的重要性。我對一個認為男兒有淚不輕彈的中年銀行家說：「如果你切到手指流血了，也許你不喜歡見紅，但那是健康身體處理傷口的機制。」個案若是一個學術成就很高但並不快樂的教授，我可能會說：「你可能各科成績都拿最高分，但是你的人生還是被當

了。」面對一個年薪五十萬美元，但家人對其不滿、屬下暮氣沉沉的主管，我可能會偷用女諧星莉莉‧湯姆林 (Lily Tomlin) 的台詞：「你可以在『非你死便我亡』的商場競爭中大獲全勝，但你終究仍是一隻可憐的耗子！」我對一個和腦部受傷的父親同住的女工說：「妳是沙漠中的一朵奇葩，只需一點雨水滋潤，妳便可以綻放出美麗的花蕊。妳雖然十分堅強且能夠自力更生，但一些雨水總會有幫助的。」對一個即將犯下大錯的個案，我則說：「如果你執意要去跳崖，我會與你保持聯繫，你墜下時，我們可以好好談談，但是我沒辦法阻止你將在谷底摔得粉身碎骨的命運。」

但是，比喻的辦法也有在個案面前當場栽跟頭的時候。有一次我對一個腦筋死板的個案說人生好比一段旅途，他回答：「對不起，我今年沒錢去度假。」那些母語並非英語的難民或其他人聽到比喻可能會有不知所云的感覺，甚至連簡單如「人生有

如玫瑰花床」的比喻，他們都可能進一步引出「美國人都睡在花叢上嗎？」這樣的問題。

我使用的比喻有些顯得牽強或老掉牙，但最好的比喻像卵石一樣，隨著歲月的淘洗，愈用愈圓潤，且愈透著純眞。

我一直在想妳的個案描述他坐在獨木舟上，突然一隻沙魚以利牙咬住纜繩把他拖下水的夢境，妳幫他解夢解得很好，這個解析可能可以延伸成一個夢的隱喻。你的個案現在正陷在困境中，任憑他多麼用力的划，他的小船就快要被拖翻，被沙魚團團圍住是一種夢的暗示，我們可以用諸如「你比沙魚游得更快」或「你瞧！小島就在前方不遠」等比喻來爲他解答。

夢境通常可以提供經濟實惠的比喻。我不擅長解夢，通常我都要個案自己去解讀他們的夢境，我讓他們細說夢中出現的每個人物，問他們對夢中發生的事的感覺，以及他們在描述感受時，腦中會聯

想到現實生活中的什麼事情。通常在夢中高聲叫喊的內容都具有很深的象徵意義，我建議個案重複大聲說出，並要他們詮釋這些話代表的意義。

近三十歲的英籍女少校娜塔莉不管擔任什麼職務，與同事之間的關係都維持不久，她常夢見自己沒辦法走路，有時是地上撒滿了滑油或黏膠，有時她的腿變成橡膠或癱瘓掉，或者她腳上穿了鐵靴或身體被綁在石頭上，她常在夢中大喊：「唉呀！我不能走了。」這個簡短的夢喻就成為我探討她處境的捷徑，娜塔莉逐漸找到生活的節奏章法時，她做的夢也反映這樣的進展，這些夢境其實是丈量她離目標有多遠的尺碼。

另外一個個案叫亞瑟，長期面對堆得比眼睛還高的帳單、停車費和未回的信件發愁束手無策，他不但丟了工作、女朋友，連車子鑰匙也掉了，日子過得拖泥帶水、要死不活，不是遲遲不下決心，便是根本不作任何決定，大大小小的機會不僅繞過

他，且重複在他周圍打轉。亞瑟形容自己是一個「沒有雙手的人」，我給他的功課是：「這個禮拜內只要每次用到雙手，你都要記錄下來。」

7歲大的瑪莎是家庭性侵害的犧牲品，她稱呼自己是一隻破損的泰迪熊，她說：「我裡面的填充毛都掉出來了，我好髒，沒有人要。」

當個案把妳給的比喻加以美化修飾，並用它來描述他們自己的體驗時，你便知道這些比喻發揮效用了。到了療程尾聲，妳和個案之間的對話多半是比方來比方去。我可以問說：「你這星期和你的雙手共事了嗎？你的獨木舟走在水面上了嗎？」而個案回答說：「我夢見我可以走了。」或「我的泰迪熊交了新朋友。」

家庭成員也常挑選某件物品來代表他們自己，這些帶有圖騰意味的物品被對待的方式，即暗示家人如何對待他們。我們鄰居養的老科克犬不但瘸腳、眼半盲，且容易動怒，但是牠卻極端受寵，鄰

居成天口不離狗經，因為這條狗是他們全家人共同喜愛的一分子，而餵牠吃烤肉和糕餅之類的食物便是愛的象徵。最近我在飛機上碰到一位老太太，她一路捧著一個飾有天使模樣的巧克力糖霜蛋糕登機，且全程途中一直把蛋糕擺在大腿上，她對我說：「這個蛋糕是用愛烘焙出來的。」

有一次，有一家人在我面前大談愛、克制、距離等所有與人類相關的問題，但他們談論的主題是車子。我們一起花了好多個鐘頭談判誰能開那一輛車去那裡，最後我實在受不了，很想大叫：「你們可不可以談一些周日到底輪到誰洗車之外的話題？可不可以不要再繼續辯論你兒子開車超速的事？」我試圖把他們導入更重要的議題，最後，我終於明瞭他們早已進入問題核心，有關誰該開車上班或誰該加油等的爭辯，其本質就是權力、責任和分享的問題，一旦妥善處理後，家庭的問題也隨之解決。

當直截了當的言語開始引來爭辯，或者無法觸

及問題最核心，就是該轉用比喻的時候了。比喻的
用法有一種填填看的特質，可能激起更多富想像力
的回應。

　　然而，一如所有的電動工具，使用比喻也要很
小心，在使用前要確定這些比喻能有效減輕個案的
負擔，並讓問題變得比較好處理。千萬不要把一位
姻親的一席無情談話比喻成一樁謀殺，應該把它比
成是襪子內的小圓石。還有，妳的比喻要經常換
新，陳腐的語彙聞起來味道不好。注意！對一個個
案不要重複使用相同的比喻太多次，其實，我每次
都記下使用過的比喻以及個案的回應。有一次我對
同一個個案使用兩次、也許三次「切到手指流血」
的比喻，令我懊惱的是，她的眼裡竟然閃過一絲不
耐。

　　我記得念研究所時，從沒有讀過有關使用比喻
的書籍或文章，但是多年經驗下來，我發覺使用比
喻已是一項不可或缺的工具。我的建議是，找出個

案慣用的比喻說法，同時也要創造自己的一些比喻，不妨規定自己一天要想出三個比喻，妳可以借用我的比喻，並且多讀一些詩詞以激發更精彩美妙的比喻。我想聽聽「在沙魚包圍下即將沉沒的獨木舟」的隱喻對你有什麼啟示。

從我書房的窗子望出去，可以看到冰雪正在融化，我手植的報春花有如色彩繽紛的復活節，襯著皚皚白雪閃耀著深紫、鮮黃和淡紫的光芒，我的雙眸渴望見到黃水仙對大自然行的第一個迎賓禮。花兒不畏風寒從雪中鑽出的情景，為愛因斯坦「這個宇宙是否是一個友善的地方？」的大哉問，提供了答案。

第十封信
容忍心更寬

4月20日

親愛的蘿拉：

哎！昨夜我又做了一個去巡迴宣傳書的噩夢。我夢見自己要去外地發表演講，到了機場卻發現機票忘了帶，起初我並沒有太著急，心想只要告訴櫃台的地勤人員我要飛往的地點，便可以解決問題。可是等我到了櫃台卻突然忘了自己要去哪裡，我翻遍了公事包想要找出任何可以讓我想起目的地的隻字片語。夢醒時，我心跳加速，嘴裡彷彿留有金屬的味道。

我這次的巡迴宣傳書之旅還沒完全結束，但我撥空回家過復活節周末。幾個星期以來我飛過一個城市又一個城市，每天趕不完的演講，三餐吃的都是從旅館廚房叫上來的食物，現在我開始慢慢把生活的節拍調回來，自己親手烹調的菜餚總讓我回味

無窮。我喜歡寫書，但是我對推銷自己的作品不是那麼在意，作家也分成兩類：外向和內向型，性格外向的作家喜歡到處旅行演講，推銷自己的著作，但他們必須強迫自己回到辦公書寫作；相反的，性格內向的作家偏好一個人獨坐案前寫作，對巡迴銷書演講避之唯恐不及。妳倒猜猜看，我是那一類作家？

舉辦巡迴賣書演講就像一再溫習你的新婚大喜之日，作家有如新娘般，身邊總圍著一大堆仰慕者，讓人感到壓力既大但又刺激。與新娘不同的是，作家穿的沒有那麼體面、經常遲到、時差調不過來，且餓肚子的時間居多。

旅行(travel)和勞碌(travail)語出同一字根，依我看還真是其來有自。我並非是旅途勇士，布滿滑冰的機場跑道、行李可能遺失、半夜車子警報鈴響起，以及接受未讀過我作品的人的訪問等狀況，都會讓我感到焦慮。然而，正如邱吉爾說的，「反正

已經下了地獄，就硬著頭皮繼續走下去吧！」

　　人類大抵會碰到三種問題，像患了演講恐懼症和小孩子不聽話這類的問題，是可以靠資訊和付出努力便能解決，其他的問題如飲食失控或婚姻觸礁，則需要多花點心思和技巧來解決，但是，最後也有一些永遠無解的問題——孩子對關愛他的家人不領情，或身體和心智隨年齡增長而老化等。

　　面對第一種問題，我們心理醫生經常可以扮演誘導的角色，例如對個案說：「讓我來教你怎麼在照顧小嬰兒之餘，利用空檔喘一口氣，或制訂一個行為紀錄表，小孩表現良好，就給一顆星星。」對於第二種問題，我們可以局外人的思考角度提供建議，例如「每次你忍受不了、想要放縱自己時，也許可以放點蕭邦的音樂來聽，並冥想神遊世界上每個你想去玩的國家。」當碰到第三種問題時，就是培養耐力的時候了。

　　忍受痛苦和哀傷的能力，是一種不夠受到重視

的美德，我們總是教個案要處理他們的痛苦，要他們向外求援並找尋解決之道，這些在平常都是很適當的方法，但是真正碰到無望的情況時，最好的方法是，迴避問題本身、談談其他的事情。在經濟大蕭條時代，面對廚房食物架空空如也，我的嬸婆們閉口不談；在南極的探險家毋須提起那裡如何天寒地凍；船快要沉沒時，乘客大喊「我們都要死了」也於事無補。

在困境中對別人伸出援手、給別人打氣、維持他人的尊嚴以及寬容他人，是十分高尚的美德。我的祖母罹患癌症將死前，我讚美她勇氣十足且不改對別人的關心，她回答說：「不管我做了多少好事，還不是很快就要去見上帝！但是，抱怨也無法讓痛苦消失，我好歹還是保有以尊嚴看待死亡的舒心吧！」

沒有那一種美德是絕對的，一個家庭若過分的容忍，可能會造成有人自我犧牲，其他人則變得沒

有責任感。但是，我們可以鼓勵個案依實際衡量狀況、盡其所能，做不到也不要勉強。這也是「匿名戒酒組織」安寧禱告詞的真義：「上帝賜給我們坦然接受我們無力改變之事，以及勇於改變我們力所能及的事物的勇氣，並賜給我分辨二者差異的智慧。」

當然，蘿拉，很多我們的個案遭遇到比舉辦巡迴銷書演講更難忍受的事情，妳的個案戴娜每天從顧客服務中心工作回家，便必須面對一個很難相處的青春期兒子和一個腦部受創、需要時刻照料的母親，夾在這一老一少當中，她的整個人生只剩下客服中心。妳可以鼓勵戴娜大聲哭出來，傾訴自己心中的委屈，而且妳可以給她出一些多愛惜自己的點子。然而，套句田納西威廉斯的用語，妳主要還是教她「忍之所能忍」的道理。

有一個人請教林肯總統掛在他辦公室的榮譽區額上應該題些什麼字，那人希望林肯能想出適用各

種情況的智慧佳言，林肯思索了一會兒後說：「這
個也終將成為過去。」

第十一封信
愛惜自己走長路

4月27日

親愛的蘿拉：

　　今天早上一位同事打電話來告訴我他要轉行了，卡爾一開始還笑著說他準備要開一家魚餌店，但是後來終於道出他已油枯燈盡、幹不下去的實情。他說自己在治療個案時，腦子一直繞著當天早上和太太的對話、午餐要吃些什麼，以及哪裡可以釣魚等俗事打轉，他也發現到自己在療程中頻頻看錶。儘管卡爾擁有臨床心理學的博士學位，但他仍打算轉業做些割草、鏟雪和幫人清理水溝的雜役。

　　卡爾並不是我所認識的人中第一個離開這個專業領域的，我們這一行大多數人都慶幸自己能成為心理醫生，但每年總有一些人轉到比較不那麼緊張的行業。也有一些人應該轉業卻留下來，他們已身心俱疲，但是基於慣性使然，仍繼續執業，我為他

們和他們的個案感到悲哀。

　　和卡爾一席話談下來，提醒了我要教妳一些保護自己的方法，我念研究所時，沒人對我提過這些事情。照顧自己，也可說是把教給個案的那一套道理拿去身體力行，如果你自己都菸不離手，如何能說動個案戒菸？如果妳傳達的是「照我的話做，而並非跟著我做」的訊息，你如何能做一個稱職的父母或心理醫生？

　　首先是要照顧自己的腦袋，心理治療並非「一通電話馬上辦成」的工作。有一次我整晚在堪薩斯城聽音樂會，隔天照舊對個案進行心理治療，當天我一直強忍才不致呵欠連連，而且不停的喝咖啡加糖來對抗睡魔的侵襲，結果那天我的個案，並沒有得到與他所花的金錢和時間等值的服務。當然，每個人都有晚上小孩生病或鄰居吵鬧睡不成眠的時候，但是我們可以避免在非例假日的晚上聽搖滾音樂會。我的先生吉姆經常告誡別人：「若沒有一夜

好睡，隔天千萬不要拿鏈鋸伐木或從事心理治
療。」

　　大文豪狄更生每寫作一個鐘頭，便停下來散步
一小時，這對心理醫生來說並不實際，但是我們的
確需要儘量找時間休息或換做些別的事。我的一位
同事在工作之餘以劈木頭紓解身心，另一位則是每
天都要騎騎馬。

　　我們這一行很多人其實就是分析心理學大師榮
格所稱的「受傷的治療者」，我們的家族中可能有
人罹患心理疾病，或自己過去曾受過創傷。當然，
我們可以不需經自我實踐便可幫助他人，但是，如
果我們本身太過貧乏，便沒有多少可以付出。我或
許可以寫一整本勸世的書，但是我的中心思想總結
來說只有「擁有自己的生活」這句話。我們不能沒
有人際關係，除了工作之外，也要培養其他的興
趣，多做一些讓自己開懷大笑的事，並且要時時給
自己充電，例如舒舒服服依偎在小嬰兒身旁、選上

幾堂烹飪課，或加入戲劇社等。

　　我們整天都在說話和思考，因此空暇時最好培養一些能引起感官觸覺的休閒樂趣，做瑜伽和冥想可以重新接通我們的心智和身體，並舒緩緊繃的肌肉。心理治療過程是如此模糊不確定，所以我們需要時時看到一些具體的成果：一床百衲被、一幅油畫或一張重新整理上漆的橡木桌子。吉姆經常走出辦公室，駕著車穿過小鎮來到「動物園酒吧」，跳上舞台大彈吉他唱起歌來，觀眾群中有些正是他當天才在辦公室見過面的個案。他很可愛的稱呼「動物園酒吧」是一個個案與心理醫生撞在一起、隨音樂共跳布魯斯慢舞的園地。

　　心理治療可不是大吃大喝的加勒比海郵輪之旅，白天我們為想要自殺的個案做心理治療，和安養中心的職員爭執，並且還要擔心受到家庭性侵害和長期被父母忽略的兒童。對我來說，最難的事，莫過於一對怨偶當著我的面做出離婚決定。吸收這

麼一大堆別人的痛苦，對我絕對是極大的耗損。如果我們不找尋良好的紓解壓力之道，一定會因積壓過多感到痛苦，所以不妨找出一打能夠撫慰自己的事來做。

我在私人診所駐診期間，同事總會適時給我建議和安慰，如果我需要傾訴，他們都很有耐心的聆聽，每當我太過緊張或焦慮，他們總會想辦法逗我笑，我們每周開一次員工會議，每一年都到一個度假休閒中心住個幾天、靜下心來思索一些大問題——我們從事心理治療所為何來？我們是不是還喜歡目前的工作？我們如何能做得更好更臻完善？

我和吉姆自己開業後，便限定每天的工作時數，我們體會到自己是會枯竭的資源，需要妥善管理，治療能量才能永續經營。我們夫妻平常不好購物血拼，日子過得比很多人簡樸。小孩們一有游泳比賽或舉辦小提琴獨奏會，我們就暫時關門休診，我們一直把時間看得比金錢還重，不輕易出賣我們

的寶貴時間。

　我絕不是建議妳要學我們的模式，我們家會發出吱吱聲響的陳舊家具、用到薄得可以透視的毛巾、購自地下商場的打折衣服，常是別人玩笑打趣的話題，大多數人都不喜歡開里程已累計到十五萬英里的老爺車，但我們樂此不疲。我們的奢侈品是美好的生活經驗，並非某種商品，所以我們喜歡去餐廳享受美食、聽音樂會和度假。我指的是，妳要認真規劃自己的生活作息，而不是隨遇而安，有什麼、做什麼。

　妳要將每天看診的個案控制在合理的數目，我發現自己一天頂多只能看6個個案，但是，我知道有一些同業比我還厲害，他們宣稱每天可以工作8個小時。同時，妳也要確定不要處理太多難搞的病例，記住，妳永遠可以開口拒絕，不要一聽到漂亮的恭維話，雖然明知滿診，還是輕飄飄的答應接下案子。從別的醫生轉診過來的案例將會逼妳花更多

心神，他們可能會以甜言蜜語哄妳說：「我相信只有妳有能力接下這麼重要的病例。」如果妳時間已排得滿檔，正確的回應就是「不。不。不。」三個字。

　　妳也要遵守職業道德，才能同時保住妳的執照和健康。不要為任何與妳有非工作關係的人看診，即使關係很淺都要避免，例如不要給親戚做智力測驗，或為妳的表兄妹進行人格分析，也不要為妳的鄰居作診斷或下評語。對妳所愛的人，妳並非專家，妳可能為朋友做心理治療，卻傷害了一段美好的友情。妳不可以輕易答應個案的不合理要求；邀約個案共進午餐、向個案購買直銷商品、請個案幫妳看小孩，或請個案幫妳重新裝修房子等都要忌諱。正因妳與個案之間沒有任何糾葛，你們的關係才會這麼堅定，所以不要和個案發生任何牽絆。

　　蘿拉，我這個忠告可能很難做到，但是妳若不管它，只會更麻煩。我們這個工作風險極高，稍有

閃失，便可能出人命，如果我們不好好照顧自己，
我們就會變得和個案一樣沮喪、焦慮和憤怒。請妳
務必正視如何保護、充實自己，以及如何持續以心
理醫生職業爲樂的問題，我不希望妳在十年後淪落
到要去賣魚餌或以鏟雪爲生。

第十二封信
藥物並非最好選擇

5月15日

親愛的蘿拉：

　　這個星期我一直都在與內心的鬱悶奮戰，很難知道到底是什麼原因造成這種情緒，有時感覺上像是源自工作中的不順，或聽到某個朋友不幸的消息而心生悲傷，有時好似我為一種屬於生物性的泥漿污水所苦，它一點一滴滲進我美好生活、弄得我滿身泥巴。

　　妳曉不曉得春天是自殺的季節？原因沒人知道，也許是某種生物化學的作用，即使周遭萬物如此可愛美好，但人們還是無法快樂起來，這種失落和沮喪無可逃於天地之間。

　　上星期我倆為妳的個案瑪琳，是否需要服用抗憂鬱藥物有些意見相左，這並不令人訝異，我們之間的分歧有些是出於理論認知的不同，但有些感覺

上更像是世代差異所造成的。我當學生的時代，治療精神疾病的良藥還沒有大量問世，因此我們被訓練要從醫療關係下手尋找解答，而並非開藥給個案。妳比我更是一個生物決定論者，我們大部分的時間都從哲學的層面討論瑪琳的案例：她是因為被男朋友拋棄才傷心欲絕？什麼時候適合開藥給她吃？妳的一句結論：「生物學理固然並非一定能解答問題，但它也不至於像肝腦塗地那麼嚴重吧！」引得我開懷大笑。

如果讓五個心理醫生來診斷造成瑪琳悲傷情緒的原因，我想會出現六種不同的理論。在解釋人類何以有某種行為和反應上，我們心理學界一直提出各種相互競爭的不同觀念，有些早期的理論已過時，但是，還有數千種、有些甚至非常古老的理論，現在仍在發揚光大，這些理論涵蓋生化學、遺傳學、環境學、精神學和存在主義學等。我們相信有些人可能因為某種特殊的腦部結構或天生不同的

體質而出現心理問題，又或者是因為童年時曾受到
性侵害，或身為受壓迫的少數族群，或家中小孩的
排行問題。我們也認為痛苦的生成適應不良的行為
模式、拙劣的溝通技巧、缺乏理性的思考和人生缺
乏意義息息相關。

　　無疑的，造成沮喪的原因有些來自頑強的生物
性，相對來說，和外在環境較無關聯。很多個案讓
我聯想起著名詩篇中的人物理查柯瑞（ Richard
Corey ），他身強體健、事業成功且受到眾人的愛
戴，但最後卻以自殺了其一生。我有一個個案是如
此耽溺於絕望的念頭，即使絕佳的運氣上身都會讓
她感到灰心失望，有一次她打開籤語餅紙條見上頭
寫著：「錢財會為你從天而降。」便叫出聲來說：
「天啊！錢掉下來打在我頭上，準會砸死我。」

　　很多我們所謂的沮喪失落只不過是某些事情引
發的傷感。我想起愛琳，她的先生呆板無趣又不體
諒她，工作也不如意，生活中少有令她開心或值得

努力的事物。我也想起在多倫多我曾下榻的旅館內
經營禮品店的艾敏，他在祖國是一個心理學家，但
移民到加拿大後無法取得當地的執業證照。他頗感
驕傲的提起曾在亞速群島（Azores）舉行的國際會議
中發表一篇論文的往事，如今他卻只能成天窩在店
裡賣薄荷糖和礦泉水。

　　老一輩的鄉村歌手山姆·莫洛（Sam Morrow）說
過：「我們必須能夠分辨真實生活和瘋狂事物之間
的差別。」我們最重要的其中一個任務，就是幫助
個案認清憂鬱和哀傷兩者間的不同。極端明顯的案
例比較容易辨識，像理查·柯瑞若服用抗憂鬱的藥
物，可能可以挽救；換工作、交幾個女性朋友或培
養一種嗜好，可能對愛琳有益；艾敏需要一個懂得
雙重文化的中間人，來幫助他通過加拿大的醫療考
照體系。而正是類似瑪琳這種案例，我們可以真的
相互討論激辯來達成共識，而且她的案例很有可能
不是甲或乙兩者選一的問題，而是甲乙兩者皆是。

　　如同把光視為既是粒子也是微波，最能了解它的特性，心理健康的毛病也可能同時是生物和環境的問題，更有甚者，是各項因素之間彼此互動的結果。研究顯示，對外在情況的反應會在腦部產生恆久的變化，憂鬱症患者的腦部和其他人不同，他們也擁有不一樣的生活型態，譬如較少慢跑、不常參加聚會以及很少到郊外野餐。

　　如果個案並非處於流浪街頭、正在接受乳癌化療、嚴重酗酒或遭受家庭暴力的情況，兩極化的行為失調和人格分裂便容易治療得多。生活型態因素以及基於生存所做的抉擇都影響人的心理健康，一如它們也會影響身體健康，事實上，每一種行為失調背後都有很多原因，我們究竟應該特別強調那一項因素呢？

　　我們的個案常提出以「為什麼」為開頭的問題：「為什麼我這麼倒楣？」「是什麼原因造成的？」我們在回答時必須盡可能選擇最溫和的理

論，亦即在個案感覺好受些之前，最不需要的是要他們做激烈改變的理論。我們不要去責備他們的父母，或歸罪於重新啟封的回憶或他們家族基因染色體，我們要做的是，用一種可以引導個案做出明智決定的理論，來設定他們的情境。

我們給瑪琳的建議會影響到她往後的行為、她對自我的認知以及他人對她的看法。被貼上憂鬱症的標籤有好有壞，它可以幫助瑪琳獲得別人的支持，但也可能讓她感到無法掌握自己的幸福，同時，這個標籤可能使她在別人眼中變得不可信賴和沒有什麼希望。今天早上我想到我們應該對她採行以下的治療方式。

讓我們假設瑪琳正陷入與男友分手以及憂鬱症帶來的悲傷情緒當中，我們先不開藥，給她一個月的時間去對抗憂鬱症，同時，妳可以趁這段時間多蒐集有關她的家族病史、人際關係、睡眠狀況和是否喝酒吸毒等資訊，妳可以指派她「對瑪琳好一

點」的家庭作業，規定她每天都要與真正關心她的人見見面，鼓勵她去看一些笑鬧影片、洗一個美美的豪華泡泡浴、聽一些輕柔的音樂，並建議她做些運動，越多越好。妳可以請她記下她認為值得驕傲的事蹟，教她如何抽空度個小假，或稍微休息一下，讓日子過得有滋有味，並要她敞開心胸，把心中困擾的問題說出來，然後看看她恢復了多少。一個月後，倘若瑪琳的情況沒有顯著的改善，我們再考慮用藥。

　　與此同時，妳何妨順道彎到我家來，我們可以針對這些問題再多討論一下，我想與妳好好散散步，共同想出一個對憂鬱和哀傷都有效的治療方法，讓我的指導課程更加樂趣無窮。

第十三封信
惱人千古的約會

5月21日

親愛的蘿拉：

　　妳有沒有聽過一首諷刺味十足的鄉村老歌：「失去了你，我是那麼的痛苦，幾乎像是你就在我身邊時一樣。」

　　昨晚，我邀請一位朋友到家裡來喝檸檬汁，並聊起她新交的男友。蔻拉是位聰慧、穩重且人情練達的女性，但是一談起和男人約會這檔事，她就像是一個受到驚嚇的小孩。

　　多年前，蔻拉在念醫學院時曾結過婚，歷經痛苦的三年婚姻生活後，最後以離婚收場。提到那段婚姻，蔻拉傷心的說：「我當時年紀太輕，不懂得說出自己心中所想所要，我對很多事情的反應太過情緒化。現在年紀愈大，我愈能了解其實別人的所作所為，大多不是衝著我而來。」

離婚後，蔻拉避免和男人有親密的關係，在發生911悲劇後，她內心迫切需要外人的支持，蓋過害怕被傷害的恐懼。三個月前，蔻拉在教會為單身男女辦的舞會中認識了亞尼，他是一個承包商，不但風度翩翩且工作勤奮。蔻拉試圖要掌握這一段新戀情，她不想貿然和一個不值得她愛的男人定下來，但是，她也不想表現得太過挑三揀四。她嘆了口氣說：「我想我的標準不是很高，我只是要一個風趣、有正當職業、品行端正、無不良嗜好且不黏人的異性戀者而已。但是，我發現合乎條件的男人並不多。」

蔻拉和亞尼約會時，大致都玩得滿愉快，她是個自由主義者，而亞尼卻是個保守派，但兩人卻能笑談彼此在政治上的分歧。然而，蔻拉慢慢發現亞尼說的話並不能完全兌現，他也無法放開心胸談論自己，而且每當蔻拉傾訴自己的感受時，亞尼總是岔開話題。我警告蔻拉：「百分之九十九的女人抱

怨男人不懂得如何應付女人的情緒。」她笑著承認說：「是啊！我到現在還沒碰到過屬於那百分之一的女性。」

蔻拉踏出我家時吐露心中的秘密：「其實我滿羨慕我妹妹的，我當然不想像她那樣蹲在密蘇里州的休門斯維爾鎮（Humansville, Missouri）做個純家庭主婦，但至少她不用每天套上昂貴又不舒服的衣飾趕時髦。」

蔻拉和男友一開始約會便已踏入情緒的地雷區：戀愛、上床、許下婚姻承諾等，不管你遵照那個順序，都帶有風險，這也就是縱觀人類歷史，無論在那個時空，追求異性的行為都要經過嚴肅的儀式化的緣故。但是，在20世紀的美國，我們的生活都被與異性約會這檔事攪得莫之所從。

蔻拉的遭遇讓我聯想起執業後在工作中碰到的成百個案例，像艾碧，儘管她是個很會玩的萬人迷，但是一直找不到愛她的男人，她是一家公司的

執行長，男人都被她擁有的權力嚇得退避三舍；威利挑來挑去，總是交到對他不好的女人；狄恩和瑪珍塔交往了14年，但兩人想要與對方定下來的時機總湊不攏；蕭娜在父親去世後，搬去與一個有暴力傾向且酗酒的男人同居；瑪西亞和米奇彼此相愛且都很關心對方，但是米奇身邊總不乏性伴侶，他戲稱這是玩伴關係。

在我們那個年代，約會可不像是去公園散步那麼簡單，我還記得看摔角比賽時，我們女生要坐在後座，且參賽人還為能否碰觸頸部以下的部位爭論不休。在約會進行當中討論是否要進一步發生關係時，女方感到焦慮，而男方卻表現不解生氣的情景仍留在我腦海裡。但是，今天的情況更糟，雖然現在有關性的資訊更加普遍流通，但是發生性關係承受的壓力更大，當然，還有令人色變的愛滋病問題。

與異性約會的各種教戰守則間可能相互矛盾

——既要實際又要冷靜；要表現性感但卻不能像個花癡；要展現風情但又不能太造作；不能照實說出你真正的期望但內心又期望進行得順暢。我們每個人對感情都有所認知——擔心自己被利用或者不為人所喜，害怕被拒絕或者陷入情網，畏懼被拋棄或被掌控。這是一場關乎操縱的遊戲，但是也是唯一的選擇，人類必須玩這個遊戲才能建立自己的家庭。如果遊戲玩到最後以不幸收場，人會盡力維持禮貌、各奔前程，但是，對分手的感受太過強烈以致掩蓋一般人善良和求生存的本能時，再溫和的人到頭來都會彼此憎恨。

電視和電影的情節使這個問題更加惡化，我們看到劇中的俊男美女打扮得光鮮照人，熟練的相互調情，然後上床進行一場動作優雅、技術高超的性愛，他們沒有大汗淋漓、口臭或必須先談好生育計畫的現實問題。我記得有一對夫婦因性生活不協調來找我，海倫體態肥胖，而鮑伯則抱著電視不放，

他逼海倫去減肥，但海倫回說：「放棄吧！沒看到
我們一家都是胖子啊！不管我減多少公斤，我永遠
不可能變成蜜雪兒菲佛。」她的直言有些大膽，但
是鮑伯批評海倫的身材確實傷了她的心，以致她不
敢在他面前光著身子。

　　我鼓勵這對夫妻傍晚用完飯後一道去散步，讓
他們倆在離開電視機的情境下，一起活動身體。聽
到這個建議，鮑伯嘴裡不太情願的咕噥幾聲，但還
是表示願意和海倫加入健身中心，藉運動共同解決
問題，海倫也點頭同意，大部分只是爲了陪伴拋開
電視的先生，但後來她逐漸喜歡上這個點子。事實
上，海倫並沒有減掉多少體重，然而，我們三人在
討論夫妻關係時，她的體重問題對鮑伯已不再那麼
重要，他希望太太的身材能夠合於標準，而海倫也
的確慢慢變得更健康，同時他也開始體會她的其他
美德，終於能說出：「老天！她一直在容忍我」的
眞心話。

已經晦暗危險的情況可能因性別的差異而雪上加霜。男人自小就被教育不輕易在人前流露憤怒或情欲之外的感情，他們認為如果對女人太好，便會被騎到頭上；女性則被訓練要對男人賣弄風情，但也要表現得不容易上鉤，且又不至於成為男人玩笑的對象。女人心儀會洗碗盤，也會在耳邊輕聲細語說「我愛妳」的浪漫英雄；然而，男人害怕把感情表現得太過坦白，雖然對性的感覺不在此限。女人會戰戰兢兢地要求男人做出承諾；而男人則擔心如果拿垃圾出去外面倒或承認自己跌入愛河，會被人看成是窩囊廢。

但是，性別法則有一個有趣的例外：男人被容許在他的藝術表演中表達七情六欲。以音樂為例，安靜的音樂家平日輕鬆自在、行事低調，甚至可以說沉默寡言，但很奇怪的，一旦站上舞台，這個冷靜的男人所唱的支支歌曲都能打入我們的內心深處。查特・貝克 (Chet Baker) 的小喇叭樂曲充滿了

痛苦和渴望，但下了舞台，他的行事風格便像酷酷的流行追求族。喬治・瓊斯（George Jones）、喬伊・寇克（Joe Cocker）、凡・莫里森（Van Morrison）、金恩（B.B.King）、艾佛利兄弟（Everly Brothers）唱起歌來好像愛情是攸關生死的大事，他們顫抖、呻吟、撕裂、狂吼的歌聲充滿了情感，所有男人在現實生活中無法表達的感情都融入歌聲中，在舞台上，流露真情無所謂；下了台，表現得像個男人卻很重要。

　　我們的青少年所接觸到的關於如何與異性約會和發展感情的教育，反而沒有學習駕駛的課程來得多，我曾問一位大學女生她當時是如何決定要和男人發生性關係的，她竟回答說：「我不清楚，反正喝醉後，胡裡胡塗就做了。」我輔導的學校中的一個兄弟會男孩在打電話訂「激情過後」花束時，被指控約會強暴一個同校女生而遭到逮捕，他認為那晚兩人做愛是你情我願，可是他約會的女生卻被嚇壞了，指責他無法了解當她說「不」時，是表示她

真的不願意，事後她回到宿舍立即通報校警把男孩抓起來。

　　很多人爲了逃避有如乘坐雲霄飛車的約會過程而走入婚姻，約會在生活中隨處可拾，但卻束手縛腳、禁忌太多，稍一不愼，便踏入違反扭曲、討人厭的文化習俗的危險，儘管綜合比喻來說，很多人到頭來從雲霄飛車跳進的是一個火坑。

　　蘿拉，提醒妳的個案，婚姻可不是只有風花雪月、光鮮亮麗，要判斷一個人必須看他在很多情境下的行爲反應。鼓勵妳的個案見見他們約會對象的家人朋友，對沒有半個親友的約會對象要特別小心。教導女個案要仔細聆聽男人如何談論其他的女性，並觀察他們如何對待自己的母親，注意約會對象如何描述過去的感情生活。擅長把過錯推給別人的人，不是好的交往對象，好妒、神秘兮兮或喜歡掌控別人的對象也不理想，時間一久，得寸進尺、不尊重界線的約會對象，很可能便會露出暴君的眞

面目；性情穩定的人會穩紮穩打一步一步來。

　　我不是一個很羅曼蒂克的人，談戀愛比做好朋友更教我不放心，我建議個案要多去留意尊敬、忠心、穩重和真誠等古老的美德，約會的情景不該只是讓人意亂情迷，告訴妳的個案，和異性親吻時，不要學電影裡的情節，絕對要張大眼睛。

夏

第十四封信
多變的婚姻排列組合

6月21日

親愛的蘿拉：

　　我剛慢跑回來，外面的氣溫（華氏）和相對濕度都是90度。六月是吉姆的樂團最忙碌的月分，對於那些選擇在六月舉行室外婚禮的佳偶，我心有所感，結婚典禮總惹得我熱淚盈眶，一部分的我想要大叫：「你們到底是不是真的想通了？」但另一部分的我突然想到婚姻帶來的所有脆弱和希望而嚎啕大哭。

　　馬克吐溫曾寫過「婚姻是信心戰勝經驗的一個典例」的名言。當然，在婚禮當天，每對新人都覺得彼此深愛對方，但是，經過幾年相處後，幾乎所有的婚姻都出現嚴重的危機，而半數更以離婚收場。再套一句另外一位偉大作家波赫士（Jorge Luis Borges）的名言：「愛情是圍著一個經常犯錯神明

膜拜的宗教信仰。」

執業三十年來，我治療過無數的怨偶，有些情況改善，有些依然故我。1970年代，美國中西部的夫妻才開始談論性的問題，我做的是改善婚姻、使之充實的諮商工作，教導踏實的內布拉斯加人如何為夫妻間的床笫生活注入創意、溝通和活力。我記得在療程中，初次聽到個案表達他們對性生活不協調的焦慮和厭倦時，當場羞紅了臉，我教他們要進行前戲、按摩並輔以電動按摩棒，我也鼓勵夫妻換場地、換姿勢做愛。唉！1979年代……怎麼說呢？我實在很難向跟妳同一世代的人說清楚當時的性革命浪潮。

到了1980年代，夫妻為了錢財爭吵；而1990年代，吵架的原因是時間的分配。我們身處的這十年來，夫妻面臨的挑戰是過去三個因素之間的掙扎交戰：每個人都忙到沒有時間做愛，甚至交談，正如一個個案提出的理論——睡眠是最新的做愛方式。

但是一些老問題仍揮之不去：如何化解衝突、作出明智決定，以及如何和姻親相處？如何以「我們應怎樣怎樣」取代「我要怎樣怎樣」以尋求和解？如何在你需要朋友時，他們便在你身旁；但你不想要人打擾時，他們自動離去？如何保有持續不滅的熱情？

　　婚姻既合乎自然又違反自然，為延續生命而交配是跨物種間的行為。但是，之前人類的壽命短暫得多；現代的婚姻則要求兩個通常擁有不同興趣、人格特質、溝通方式和嗜好的個體共同生活六十年，然而，人在經過好幾十年後都會有很大的改變。心理醫生卡爾・惠特克(Carl Whitaker)曾說：「我結了七次婚——每次都和同一個女人。」當然，如果婚姻伴侶一成不變，會產生不同型態的問題。

　　最糟糕的婚姻就是夫妻「既無法繼續和睦相處又離不開對方」的類型，它是一種沉迷、謊言和暴

力糾葛夾纏，連當事人也搞不清的關係。次糟的婚姻類型是那種夫妻完全不交談、無溝通，除了共享生活空間外，別無其他。冰和火一樣，都足以毀滅人類的靈魂。

熱情如火但輕鬆自在的婚姻因不斷的爭執及和解而成長；反之，沉默、退縮的夫妻逃避討論解決衝突，時間一久，很多事藏在心裡愈積愈多，終於二人間懸而未決的問題重得徹底壓斷婚姻的背脊，這類型的夫妻通常連一次架都不用吵就同意離婚。

有些婚姻是夫或妻一方發號司令、獨攬全局。大部分的婚姻是一方扮演被追求者，另一方則是追求者，或者是渴望取悅他人的人嫁或娶一個愛被人捧在手心的克制型伴侶。我們大家也都看過與1940年代當紅廣播劇中的歡喜冤家「畢克森夫婦」（Bickensons）相同類型的夫妻，他們相互批評和嘮叨聲中交纏著對彼此的愛。

一方極為理智克制，另一方則衝動和情緒化，

是很普通的夫妻互動模式，而通常男人是比較冷靜和善於分析思考的一方，心理醫生詹・傑格斯（Jan Zegers）稱此為「石頭和女巫症候群」（stone and witch syndrome）。這類型的婚姻到某一個時間便搖晃不穩，因為情緒化的一方感覺她說話必須愈來愈大聲，才能逼日漸麻木且充耳不聞的伴侶做出一些回應，多年下來，這些夫妻變成諷刺漫畫中的人物，角色自動被定型。

　　然則，雙方的個性相對互補可能有益於婚姻。很多婚姻之所以能成功正是一方冷靜穩重，另一方則精力充沛，一個婚姻幸福的個案就說：「我是油門；他是煞車。」兩個過分克制的人結婚，很可能他們的屋子收拾得一塵不染、家庭財務收支平衡且生活作息按記事本進行。但是，他們可能有一點單調乏味且了無生氣；反之，兩個個性誇張、情緒化的人結合在一起，可能在結婚不滿一周年後，夫妻便把彼此激得怒氣沖沖。

　　但話又說回來，兩個人個性若天差地別，有一方會感到寂寞孤獨。我記得有一對夫妻，太太直覺性很強、感情豐富且心思細密複雜；先生則是一個電腦程式設計師，完全忽略感情和人際關係的問題。太太是一個忠心的妻子，爲了子女不願離婚，她處理所有感情方面的事務，努力讓婚姻得以延續下去，但是，她覺得被先生的粗俗擊垮了。有一次她尖酸的說：「他實在沉悶得讓人抓狂，他和任何一個喜好房事而且會烤香腸的女人在一起，可能要來得快樂。」當然，做丈夫的也覺得自己努力做個純正的公民且提供一家子衣食無缺，卻得不到應有的理解和尊敬，他也爲了小孩不提離婚之事，對家庭的責任成爲這對夫妻之間唯一的聯繫，但光只有責任的婚姻將讓夫妻關係變得無比酸苦。

　　世界上有眞正美滿的婚姻，但根據個人定義的不同，幸福婚姻可能少有，也可能很普遍。我對夫妻檔個案所知愈多，愈能了解他們關係中的一些錯

誤界線；另一方面，幸福的婚姻並不代表完美，儘管夫妻間存在長久未決的問題，但是能珍視自己伴侶的人數仍多得令人意外。

　　大部分的婚姻是上述所有關係類型的綜合，我總不太願意用分類的方式來分析婚姻，沒有人單純的只屬於那一類型，亞尼和卡瑞娜就是一個例子。亞尼來看我時腳套牛仔靴子、穿著緊身褪色的牛仔褲，他的職業是畜牧場的拍賣員。而他的太太卡瑞娜一頭蓬鬆的金髮，以前當過酒吧女侍，現在則宣稱在先生底下打工，然而，卡瑞娜逐漸對扮演寬宏不計較、隨傳隨到的太太角色感到倦怠。要扮演鄉村歌手威倫‧堅尼斯 (Waylon Jennings) 歌曲中的女英雄，意味她的先生成天在附近的低級小酒吧鬼混時，整理屋子、燒飯、洗衣和做庭院雜工等家事，她得樣樣一肩挑。

　　在第一次療程中，我幾乎沒有辦法和他們兩人溝通，亞尼對於來做心理治療感到不解和憤怒，並

把氣出在我身上。他開始時稱我派佛醫生，爲了讓氣氛稍爲輕鬆一下，我對他說：「從今以後，請叫我瑪莉就好。」他假笑一番改叫我「瑪莉·漢士佛斯」(Henceforth，編註：漢士佛斯與從今以後同音)。見我揚起眉毛，他聳聳肩、輕鬆的說：「喂！女士，這可是妳自找的啊！」我要求他爲心中理想的婚姻下個定義，他回答道：「完美的女人應是風情萬種的酒店女老闆。」

好一個好辯、愛耍小聰明的男人！相反的，一旁的卡瑞娜則只是一味甜甜的笑，完全沒法站出來爲自己講話，她開口的第一句話竟是：「我的醫生因爲我胃酸過多才把我們轉診給妳。」

當然，成功有效的心理治療必須能跨越第一印象。亞尼來自一個暴力家庭，他父親動不動就甩他母親耳光，而且以周六載她上街要收費的理由，把他母親賣雞蛋賺來的一些零頭小錢全都搜刮走了。亞尼的同儕好友都是些相信對付女人，只要讓她打

赤腳並不停懷孕生小孩的大男人，有這樣的成長背景，亞尼的行為其來有自。亞尼從未對卡瑞娜動粗，而他也真心希望太太的生活能有點樂趣，對於太太整天待在豪華的大洋房卻感到不滿意，他似乎幾近茫然不解。

卡瑞娜也同樣來自一個父親主宰一切、母親被貶到沒有地位的家庭。她絕對不是決斷型女性的典範，但是她終於還是把亞尼拖來做心理治療，而在我的協助之下，她開始吐露心中的怨懟，兩人也都認清他們婚姻中一些很不錯的地方。卡瑞娜說：「亞尼永遠不會欺騙我，而且他很有財運，我們從不用為錢發愁。」

亞尼則對我使了一個眼色，然後說：「我工作愈勤快，愈走好運。」我問亞尼他的婚姻有什麼地方讓他喜歡，他又假笑說：「卡瑞娜床上功夫很了得。」接著他緊張得噎了口氣加了一句：「她是我最好的朋友，我不知道她怎麼能夠忍受我這種怪

人。」

談到做心理治療的目標，他們要的不多。卡瑞娜要亞尼周六和周日留在家裡，她也要求亞尼周一到周五工作時如果不回家吃晚飯，要在下午三、四點時撥個電話通知她，她說：「那樣我就可以用微波爐隨便弄點東西填肚子，剩下來的時間我愛怎麼過，就怎麼過。」亞尼則說：「卡瑞娜各方面都不錯啦！」他停了一會兒後才說：「也許她的體重可以稍微減幾磅。」我哼了一聲，而卡瑞娜抓起面紙盒朝先生丟了過去，亞尼笑著討饒：「好了，好了，就當我沒說。」

這對夫妻溝通的方式不是我們心理醫生所推薦的理想型態，但是他們對婚姻的期望並不高，在五個小時的療程後，兩人帶著對彼此滿意的心情，歡天喜地的離開診所。

良好的溝通並不代表非把每件事都說清楚不可，很多經常溝通的夫妻大部分的時間都浪費在嘮

叨、批評對方以及發洩自己情緒上，這些不一定有幫助。再冷硬的心腸碰到友好的態度都會軟化，兩個人一齊說說笑笑可以有效紓解緊張的關係。亞尼和卡瑞娜的例子告訴我們，維繫美好的婚姻有很多途徑。

快樂的夫妻往往會認為自己眼中的另一半比實際還要來得聰慧、好看和性感，研究也顯示對配偶存有正面的錯覺能促進美滿的婚姻。一個被妻子視為英雄的丈夫比較可能有英勇的表現，我把這個研究運用在心理治療上，強化個案對配偶正面的評價，並挑戰他們對另一半負面的評價，譬如我會說：「我完全同意你說的『靜水深流』這句話。」或者「妳憑什麼說妳先生不愛妳？」

我認識一對夫妻結褵超過半世紀至今仍琴瑟和鳴、快樂如魚水。在他們的金婚周年慶上，男女主角應來賓要求回憶多年婚姻生活的點點滴滴，妻子說：「我很後悔過去曾浪費時間在改造對方上。」

丈夫則說：「我的婚姻成功的秘訣在於每天早上醒來後，我都站在鏡子前告訴自己『你也不是多麼完美！』」

希望並不見得會消失，忍耐的歲月常會激發深度的智慧和情感。這使我想起瘦小孱弱、患有嚴重骨質疏鬆症的艾格妮絲姑媽，她獨力照顧大塊頭、終日困在輪椅上、年逾九十高齡的姑丈，對她的健康情況來說，這並非易事，但是，她說：「我要他擁有死在自己家裡的福分。」這樣的愛，是那些身著華美炫麗結婚禮服的年輕新人所無法想像的。

第十五封信
家有問題青少年

6月23日

親愛的蘿拉：

　　在排妥妳的第一個家族治療案例的日期後，妳看起來惶恐至極的問我：「我要拿這一家子人怎麼辦呀？」我當時就答應妳要寫下我對家族心理治療的看法。

　　小心哦！下面將是洋洋灑灑的一封信。

　　我第一次接觸家族治療時，還是德克薩斯州加爾維斯頓小鎮（Galveston, Texas）的實習醫生，指導老師帶著學生小組從一面只能從外面看進裡面的鏡子觀摩我的療程。之前我在申請實習醫生資格表上填寫自己會講西班牙文，所以被指派接下一位墨西哥裔母親帶著她五個不聽話小孩的案例。但是，應付這個不知手措、講起話快如機關槍的母親，我的西語很不幸的不夠用，等我大概聽懂一半時，她的

小孩已經失控的好像四處猛衝的火箭。在療程中，那個最小的孩子真的爬到牆上撕碎我們的窗簾，觀摩小組不時打電話進來給我一些我根本沒法執行的指示，一方面看到我笨手笨腳，他們笑到工作制服後襟都繃開。

我經手第二個家族治療案例時，天可憐見，並沒有觀摩小組在一旁虎視眈眈，個案家族是一對中產階級夫婦和他們叛逆性十足的青少年兒子。那時我對青少年的實際行為幾乎一無所知，但這並不妨礙我發表自以為高明但大多沒有用的意見，現在回想起來，那對夫妻當時對我展現的耐心真是令人稱奇。

我從頭到尾只碰過一個簡單的家族案例：一對年輕的夫婦帶著他們五歲的女兒來看我，那位小女孩患有我們以前所稱的夜晚恐懼症。在問過幾個問題後，我發現每天晚上那位父親坐在電視機前收看十點鐘的整點新聞時，女兒都坐在他的大腿上，她

喜歡依偎在爸爸身邊。但是我懷疑是電視新聞內容
出了問題，因此建議那位父親把電視關掉，改讀床
邊故事給女兒聽，小女孩終於不再做噩夢。這個案
例有如在公園散步般單純———一對慈愛的父母、一
個正常的小孩和一個可解決的問題。

　　接觸家族治療的第一年我有點手足無措，在真
正面對一家人時，我的專業訓練好像一點用兒都沒
有，沒有人教我如何處理一個拒絕在療程中開口說
話、內心滿懷怨懟的妻子，以及酒氣沖天出現在診
所的丈夫。但是，嘗試與一個酒醉的傢伙與和他賭
氣的太太討論溝通的重要性，是我身為一個心理醫
生起碼要做到的事。

　　我們要有在飄落的雨點夾縫間跳舞的本事才能
做家族治療，我們的任務是確認每一個人的意見，
且不要與個案家族中的任一成員走得太近。我聽過
一則猶太長老為信徒夫妻做婚姻治療的笑話：他先
是聆聽妻子一吐心中怨氣後說：「對。對。妳說的

對。」接著，丈夫解釋自己的立場，長老也說：
「是。是。你說的是。」結果這對夫妻對長老大
吼：「你怎麼可能都同意我們兩個的說法，我們的
觀點可是南轅北轍呀！」「沒錯。沒錯。」長老又
回說：「你們倆說的都沒錯。」

　　家族治療早期最重要的工作是了解家庭的環
境，妳需要評估家庭的資源、關鍵的問題及潛在的
危機點，同時也要記下每個成員的能力、優點、天
賦和及可能有的韌性，找出一家人中希望改善情況
的那個人。妳可以問一個青少年：「若你能再度和
父母親近，你想要他們了解你的那一方面？」詢問
家庭每一成員，他們所知道的過去和他們家解決問
題的途徑，並問他們：「如果你有一根魔術棒，你
想要這個家有什麼變化？」很令人訝異的是，大部
分人要的東西其實很簡單——父母希望青少年子女
回家和他們吃晚飯，或一個兒子想要父親陪他玩
球，或者一個男人希望他上完班回到家太太能給他

一個親吻。

　　妳要教育接受治療的家族什麼是發展中的問題，對為人父母者，妳最有療效的建言通常是：「對這個年紀的小孩，這很正常。」同時，要幫他們保持理性的期望，不僅對正在發生的情況，同時也要對家人實際可以做到多好的程度保持期待。譬如你可以說：「所有的家庭都會為該由誰來洗碗爭來爭去。」或「孩子在度假時總會要求特別多，這是走到那裡都不會變的事實。」

　　要保持彈性，蘿拉。在給個案做建議時，最好用一些「試驗看看」、「暫時」或「假裝你⋯⋯」的語詞，這樣，個案就不會對改變感受到太大的威脅。而如果妳覺得已超過自己的能力，找另一個人和妳一齊做，特別是對付青少年，如果治療沒有效果，邀請他們的祖父母來幫妳。青少年也許對自己的父母心有不滿，但對爺爺奶奶通常是敬愛有加，在診療室裡所有的人同心協力下，終能讓青少年重

新感受到關懷和包容。

　　一個健康的家庭總有人輪流扮演弱者、強者和逗人開心者的角色；但是，在有問題的家庭中，這些角色都已被定得死死的，發生這種情況時，家庭成員會覺得陷在一個不是他們自主挑選的劇本當中，且不容許他們有全方位的角色發展。要幫助家族中的發病者脫離困境，扮演弱病者的角色不應該是任何一個人的永久全職專利，另一方面，我們也允許家庭中表現完美的成員有偶爾失手犯錯的權利。

　　鼓勵家庭成員形成新的行動組合，如果父親從沒有單獨和向來不理父母的兒子一起做過什麼事，那就讓他們父子共同進行一項計畫。又若父母因為害怕把兒子單獨留在家而不敢外出，要求他們把他送到爺爺奶奶家一個星期。有時僅僅把人重新組合一下，便能釋放新的能量，像可以請一家人換位子坐，然後要求他們假裝自己和別家的人交談，這個

簡單的技巧形成一種同理心，用在常視對方為來自外星球的青春期子女和父母身上特別有效。

沒有什麼問題可怕到不能拿來開玩笑。我認識一個幽默感十足的心理醫生，有一次一個青少年穿著鮮亮橘紫色鬆垮垮的長褲走進診所，大剌剌地問：「你知道精神異常的定義嗎？」他的家人看起來都被這小子的言行搞胡塗了，但醫生指著他鬆垮垮的褲子說：「哪！那就是我稱的精神變態。」

有一次，我對一個小孩做資優智力測驗，他滿懷熱切的問我：「IQ這個字怎麼拼呀？」我和他父母一齊笑出聲來。我也拿自己做不到的事開玩笑。我在兒子十二歲時，十分豪氣地宣告他可以問我所有他想知道的有關性的問題，而我也會坦白直截了當的回答，他聽了馬上丟出一個問題：「妳和爹爹昨天晚上有性交嗎？」我吼回去說：「你不可以問我這個。」

妳要協助掃除家族裡秘密。家族秘密分三種：

家庭成員不想讓外面知道的秘密；家人間相互隱瞞的秘密；連自己也不想探知的秘密。一個家族對我們心理醫生，不可能比他們對自己家人更誠實，如果他們對外否認父親對子女的性侵害行為，或母親的酗酒問題，我們被蒙在鼓裡可能已有一段長到令人驚訝的時日。

秘密的本質就是羞恥。女詩人安菊恩‧瑞琪（Adrienne Rich）寫道：「未能說出口的話最後變成不能說的秘密。」秘密的本質也是權力，它從中分出那些是自己人，那些是局外人。通常家族成員合理化的認為家裡的秘密不能對外宣揚，如「我們不想惹父親不高興」。然而，秘密會隔絕他人，讓人做出毀滅的憾事，它會侵蝕人與人之間的信任。

對為人父母者的權威要給予支持。上個世紀初，我們的文化十分專制，充滿一大堆教條和期望，健康的家庭靠溫和、愛玩樂和相對放任的態度，來平衡文化中的嚴格剛硬。但是，過去數十年

來，大人的權威逐漸衰退，造成了子女和父母間的可怕問題，我每天都看到這種跡象。就在昨天，我和一家人去野餐，他們還在蹣跚學步的兒子對一位家族老友表現得十分無禮，他的母親命令他：「快向提娜說對不起。這樣很不禮貌哦！」但是，小朋友還沒有開口回答，提娜就高聲說：「沒關係啦！」並給他一個擁抱。那個小男孩於是學到對別人粗魯也無所謂的態度。

妳也要教導他們解決衝突的技巧、保持顏面的技術以及脫身的策略。在一個家庭中，對任何人最有用的句子莫過於「我向你道歉」。如果家庭成員間能學會說對不起，很多憤怒和傷心都可以排除化解。但妳要記住，男人和女人對「對不起」這句話常有不同的詮釋，女人發現道歉比較容易，因為她說這句話時代表「對不起，我傷了你的心。或是對不起，我讓你感到痛苦。」但是，男人就比較難，因為他們認為道歉等於是在說：「我在吃狗尿。」

　　對於治療後出現的正面改變，妳要確定自己能辨認出來。家庭成員經常會有英勇的表現且沒有人注意到，妳可以指派父母機動地觀察子女的良好表現，以及偷看配偶秘密為他們做的好事。我曾看過一對在教育領養子女上很有問題的夫妻，他們只注重子女是否好好念書或有沒有整理房間，這對夫妻其實很有愛心，只是視責任為人生第一要務。在一個療程結束後，我聽到做爸爸的提議開車回家途中去吃個冰淇淋，於是我把他們從候診室叫回，恭喜那位父親他開始展現愛玩有趣的一面。出乎我大大的意料之外，聽到我的讚美後，他竟然哽咽且眼角帶著淚珠。

　　要掌握時機加以發揮。人生的每一個時刻，總是如鹽和胡椒般交錯摻雜著平淡和深刻，擷取那深刻的事物並將其展現給接受治療的家族，譬如對一個做父親的說：「你看你兒子的眼神，表現你是多麼關心他是否快樂。」一如人生，大多數心理療程

的節奏都是大家先劈哩啪啦說個不停,然後經過一番內省領悟,問題解決、大夥兒歡天喜地;反之,很不幸的,在劈哩啪啦暢所欲言後卻是毀天滅地。看到事情如何在瞬間嚴重走調失控,或難以置信的迎刃而解,真的很令人驚訝。一位同事告訴我他治療一個家族的經過:做女兒的起先大談她自己以前扯過的所有爛污事,然後突然靜下來不發一語,在沉默好一會兒後,做母親的開口說:「我正在想『把人逼入死胡同』這句成語。」女孩看起來有些吃驚的接口說:「這也正是現在我心裡想的。」我的同事讚揚那位母親十分了解女兒的心事,他說:「那我就讓你們倆單獨就這個進一步談談吧。」

　　妳也要在診療室內創造一些醺醺然、軟綿綿的氣氛。夫妻可不是因為在誰洗碗的問題上取得共識才黏在一起,不要迷失在細節而忘記當初讓他們結為連理的魅力,問問夫妻檔個案他們當初怎麼會愛上對方,這招並非一定管用,但是通常聽到這個問

題，個案的眼睛開始夢幻矇矓，聲音也柔軟起來，然後他們會娓娓道出兩人精釆的戀愛史。若要找到親子間的向心力，不妨問問父母小孩出生時的趣事，這會喚醒了每個人最初與人產生聯結的經驗以及一路走來的成長史。

在療程中要冷靜沉著，即使你覺得無法平靜下來，也要表現得沉穩淡定。焦慮、憤怒和絕望是會傳染的，妳要示範如何控制情緒，因為家族需要學習處理情緒的方法。當一個希望的傳播者，家族治療可能會讓人緊張、害怕而且說話時提高聲調。每一個體都異常複雜，而在家庭中，這種複雜性更呈對數關係，但是，有了希望，通常事情會有所好轉。

不管別人怎麼說，家庭仍是我們歡樂和悲傷的最大來源，《希臘左巴》(*Zorbas the Greek*)這部電影把家庭稱為「完全的大災難」。我自己的家庭也讓我感到自卑，我盡了最大的努力，到頭來仍是個

不稱職的母親，我們的小孩自然也認為我們並非完
美。有一次我們的兒子畫了一幅畫，畫中他站在我
和吉姆中間，他把自己畫得很小，我們卻碩大無
比，在畫作下方他寫著：「她是個心理學家，他也
是個心理學家，而我只不過是一個無辜的小男
孩。」另外一次，我工作了滿滿一整天後回到家頭
痛欲裂，我兒子不斷想要跟我說話，但我一直不耐
煩地示意他不要來煩我，最後他把零用錢交到我手
上說：「如果我付妳錢，妳肯跟我說話嗎？」

　　我的子女正值青春期時，我常在工作中看到嗑
藥吸毒、毆打小孩和到處拈花惹草的父母，但是他
們的子女都比我自己的小孩表現得更好、更值得尊
敬。有時我恍然領悟到我正在「協助」的夫妻是比
我還稱職的父母，便忍不住抄下他們的談話，希望
能對我自己的家庭有所助益。

　　蘿拉，妳自己現在仍未為人母，有時妳不確定
自己是否有能力提供建言，最好的策略就是和個案

一齊分享你的懷疑。很奇妙的，接受治療的家族通常會發現這反而解除了他們心中的武裝，而且最後結果反倒確認了妳的理論。

呼！這封信可眞長。家庭是獨一無二、多層次且不是它們表面看起來的那樣。每個家庭的家務事只有他們自己能懂，問題有時是日積月累造成的，妳不必要在一夜之間就想解決所有的事情，妳可能會有一陣子覺得自己人單力薄且殫精竭慮。但是，妳只要傾妳所學所知，然後讓家庭自己進行治癒傷口的過程。沒有心理醫生，家庭不是也存活了數千年。

第十六封信
家庭需要你我用心打造

7月7日

親愛的蘿拉：

　　上星期在農夫市場巧遇妳，滿好玩的。妳喜不喜歡智利的音樂呀？有沒有買那張滾邊的地毯？新鮮櫻桃和杏子買了沒？市場裡有那麼多東西可以選，而且全部都好新鮮喲！

　　我多麼希望我們有更多時間來討論上個星期妳治療的那個家族，我睡醒時總記起妳的評語：「他們做了所有錯誤的抉擇。」多年前我也有接過類似的案例：賈斯汀和安妮在一家鎮郊的酒館遭到逮捕後，法院強制他們接受心理治療，案發事由是他們兩人跑去參加派對狂歡，把一個尚在襁褓的嬰兒和一個三歲大的小孩獨自留在酒館外的貨車上。「參加派對」是一個我最不喜歡的動詞，它意味對可能產生的後果的愚昧和曲解。這個字，套用我奶奶葛

蕾西的話，簡直就是「把一堆狗尿塗成大紅大紫」。總之，有人看到兩個幼童坐在車後座報警處理，這一對夫妻被控以忽視兒童福利的罪名，結果兩個小孩被裁定暫時託付寄養，而他們也被分派到我這裡接受酗酒程度鑑定和心理諮商。

賈斯汀穿著破舊的T恤、黑色牛仔褲和工程用的靴子，無精打采的走進診所；安妮則是一頭番茄紅髮，鼻子穿著環，臉上長著雀斑，她穿著長靴、牛仔褲以及一件露背上衣，如果她體重不是只有一百磅的話，看起來會很性感。她見到我的第一句話是：「您看起來好像我母親哦！」

我喜歡這對夫妻的程度讓我自己都感到有點吃驚。賈斯汀害羞有禮，而且一副很想討好別人的樣子，自小孩被送走的那晚後，他就沒沾過一滴酒，他發誓他的酒量僅和朋友一般多，不過，他承認說：「現在這個已經不重要，我只想要回自己的小孩。」

149

安妮聲稱她甚至連酒精的味道都不喜歡，被抓那晚只是小啜了一杯馬格麗特，她有點怯弱地抗議說，那晚她每隔半小時會去外面查看小孩子是否無恙，她們夫妻付不起請保母的費用，所以幾乎都沒有出門玩樂過，只是這次為了慶祝賈斯汀的生日，他們想應該沒有關係。但是她哽咽了一下說：「寶寶不在身邊，我睡不著覺。」

賈斯汀在一家專門生產施肥機的工廠工作，安妮則是在一家便利商店擔任收銀員，他們夫妻錯開上班時間輪流照顧小孩，以便省下請保母的錢。但是，這代表他們兩人老是筋疲力竭而且很少有機會相聚。小嬰兒是不足月出生，因此他們還欠醫院三千美元的醫藥費，但是，賈斯汀不久前才買了一輛越野貨車和一把獵鹿的來福槍，他也給太太買真皮的長靴和名家設計的牛仔褲，他們的住家還裝有衛星小耳朵以及身歷聲音響的影視系統，卻沒有足夠的錢買嬰兒專用奶粉。

　　賈斯汀和安妮是被廣告商調教出來的：快樂代表要擁有正點的物質──大螢幕電視組合、手機、DVD和電視購物頻道販售的珠寶，他們也被教育成連白糖、咖啡、香菸和酒類也要買大品牌的，有時受到五光十色賭場的誘惑，他們也會去玩上幾把，信用卡公司一步步引導他們走上破產的歡樂之路。

　　幸運的子女擁有父母幫他們篩選如雪崩般紛至沓來的抉擇，但是賈斯汀的父親是個酒鬼，坐牢是家常便飯，而母親老早就拋棄了他，任他在一個又一個的寄養家庭間流浪。他記得小時候每天帶著空空如也的午餐盒到學校，午休時間溜出教室假裝去用午膳，每到下午，他總擔心同學會聽到他肚子發出的咕嚕咕嚕叫聲。安妮打出生後便沒見過生父，母親兼兩份差養家活口，這對夫妻從不知全家人一起晚餐或度假是什麼滋味。賈斯汀和安妮基本上很愛他們的子女，可是他們自己本身還是未長大的孩子，根本不知道天高地厚。

151

在第一個療程結束前，我問他們是否還會再回來，兩人慎重其事的點點頭，於是我給了一個他們可以打去詢問專門訓練爲人父母之道課程的電話號碼，並說：「下次把你們的銀行每月對帳單帶來，我們共同來研究控制家用預算，你們也許必須賣掉一些東西才能填補超支的破洞。」

談到家用預算，賈斯汀看起來有點兒憂慮，不過，他仍很有禮貌的回道：「大夫，一切全憑您作主。」

聽到賈斯汀和安妮並未參加戒酒或父母訓練課程，便重獲兩個小孩的撫養權，且家庭收支也控制平衡，並不會太令人驚訝，他們剪掉了信用卡，這總歸是朝正確方向邁進的第一步。賈斯汀看錄影帶的時間比以前少，他留下一些時間和大兒子玩球，安妮也開始利用空閒時間訓練兩個小孩過正常的生活，甚至不到吃飯時間，他們不開電視。

最近有一次我在一場街舞表演中遇見他們拖著

兩個小孩，安妮手臂上畫有棕紅色的圖案，頂著一頭蔓越莓紅的秀髮，他們喝著蘇打汽水，兩個小孩對著手中的動物造型氣球發出咯咯的笑聲。

這個家庭碰巧是個低收入戶，在我的經驗中，花錢如水流的最糟糕案例反而出現在富有的家庭，他們大買特買，家裡的商品堆得足以淹沒他們，若不丟掉一些東西並且彼此交談溝通，家庭中誰也不了解誰。

幾乎所有的家庭都需要有人幫他們理清與金錢和時間之間的關係，我們大部分人無法同時擁有時間和金錢，要求家庭提出他們對財富的定義，是一個很好的作業。我個人衡量財富多寡，是以一年有多少天可以見到我長成大人的子女來計算，對妳的個案家族來說，他們的財富或許是以多少個晚上全家一起共進晚餐，以及一天中他們有幾次坐下來一起歡笑作樂來衡量。

特別是最近十年來，我的主要工作是幫個案排

定作息時間，我協助爲人父母者擠出與孩子共用晚餐的時間，或訂定一個全家人團聚日。我鼓勵做父母的對自己的外出活動頻率訂出一個上限，教育他們時間猶如金錢，應該依其價值和優先順序來分配。

說到時間的分配，我馬上就想到史提芬‧瑞克斯卻芬 (Stephan Rechtschaffen) 醫生的工作，他在《時光流轉》(*Timeshifting*) 一書中提及看到汽車保險桿上的一個標語：「好好玩吧。多麼希望我能和你在一起。」他注意到美國人老是活在未來，甚至即使可以放慢腳步、歇口氣，我們也常常不換檔繼續以高速勇往直衝。他教育我們當下即是現在，且如果你活在當下，就不會有壓力。我們固然不可能天天做到這樣，但是，有些時候，我們可以換個比較優閒的步調來過日子。

家庭的固定儀式可以強化家人的向心力。我最喜歡的是，全家聚在晚餐桌上，每個人將一天中碰

到的最棒和最糟的事情向家人報告。道別和問候的擁抱，音樂課、圖板遊戲和床邊談話，可以爲家庭築出一道護城牆。我認識的一家人每晚用完飯後，都會到住家附近散步走動，探望一下鄰居、看看周遭的花草樹木和小貓小狗。人長大後記得童年時代最快樂的三件事，莫過於與家人一起用餐、做戶外活動和出門度假。因此，蘿拉，妳要鼓勵個案常與家人一起聚餐、度假以及多親近大自然。

　　稱職的父母要能抵擋廣告的侵襲，他們明白告訴子女：「你不是宇宙的中心」，也教育他們「足夠」的眞義。小孩每天都被灌輸各式各樣的資訊，父母是協助他們從中建構意義的不二人選，尤其是對年幼的子女，他們每天吸收的資訊要儘量簡單不要太複雜，這是很重要的事。我的姪女在她母親一次解釋太多事情時，慣用一個術語：「媽！TMI。」TMI(Too Much Information)代表資訊氾濫。

　　柏拉圖曾說，教育是教導我們的小孩從正確的

事物中發現其中的樂趣。處在教導我們去愛一切錯
誤事物的文化環境中，如果我們不用心去接觸更寬
廣的文化內涵，我們最終會弄到搞壞身體、神經緊
繃、沉迷於不良習慣和一文不名的田地。我希望妳
可以幫助個案找出值得他們去愛的美好事物。對
了，他們是否去過農夫市場？

第十七封信
你的情緒是那裡的天氣？

8月17日

嗨！蘿拉：

我希望妳到歐克布基湖 (Lake Okoboji) 度假玩得愉快。我們在兒女還小時曾到過那兒度假，那地方只不過是個適合兒童玩耍的沙灘罷了。不過，我想研究生在沙灘上也可以玩出很多花樣吧！

妳錯過內布拉斯加州不可思議的一天：昨天清晨天空蔚藍而平靜，到了中午氣溫降到了華氏90度，天空暗下來開始起風。小說家亨利・詹姆斯 (Henry James) 無疑是在鄉間度過鮮花盛放、芳香沁人的一天的影響下，才寫出「『夏天午後』是英語中最美麗的片語」這樣的句子，他可是從未到過內布拉斯加州。稍晚時，烏雲湧現，天空轉成淺綠色，而一陣龍捲風在小鎮南方形成，兩個小時內氣溫驟然降了華氏40度，豆大的冰雹如雨般下在我們

家的草地上。但是，到了傍晚，天空又變得清朗起來，一輪圓月在滿布雹石的院落上方升起。即使身歷其境，我還是很難相信所有天氣型態竟然在一天之中全都出現了。

世界上有像內布拉斯加州這樣的天氣，熱可熱到華氏110度，最冷冷到零下30度；也有洛杉磯式的天氣。我兒子曾在洛城住過一陣子，他說：「我們常笑那裡的氣象報告，每天總不脫晴時多雲，氣溫的變化只在幾度之間。」

每個地方有各種不同的天氣型態，人也一樣。在感覺的強度和心情的變化上，我們每個人並非生而平等，有些人每天面對相當於龍捲風級的悲喜；有些人則永遠沐浴在輕柔的海風中。

最極端的心情天氣是兩極化的情緒失調，每天人的情緒擺盪在大喜和大悲之間。我的個案瑪琪曾被稍微不那麼極端的情緒天氣折磨得很慘，在每次療程中，她總是又哭又笑，對她喜歡的東西，她可

以愛到整個心都脹滿了喜悅，她也可以為她感到好玩的事笑到肋骨發疼；另一方面，只要感受到一絲絲的冷淡，她就會哭得很絕望。她經常沉浮在波濤起伏的情緒大海上。有一次她慟哭失聲說：「我對每件事的感受悲喜交加，什麼情緒都有。」另外一次，她對我說：「您不曉得過去24小時中，我慘遭多少高低起伏情緒的蹂躪呢！」

相反的，我的朋友雷蒙總是一派輕鬆樂天的樣子，他告訴我他母親的死訊時，我的反應比他還要情緒化。作家桃樂西·派克（Dorothy Parker）曾語帶嘲諷的形容一個類似雷蒙的人說：「他的情緒只遊走在A到B的高峰之間。」

內布拉斯加州和洛杉磯的天氣各有所長，富創造力、心情強烈變化多端的人很容易興奮，且人緣特佳，他們通常心地很好、熱心助人、感情奔放──如果不是表現太過的話，這些都是優點。但是，他們也可能花很多精神才能保持高昂的情

緒，而且他們的伴侶常常向外表示，對他們有如暴
風雨般的魅力感到厭煩。洛杉磯天氣型的人可靠、
穩重如山，但他們同時也可能如石頭般無趣乏味，
他們的克制寬容可以讓比較情緒化的伴侶穩定下
來，甚至沉悶到讓他們昏昏欲睡。

在心理治療這個行業中，比較可能看到內布拉
斯加州型天氣的人，他們找上我們，因為他們需要
有人幫忙修補暴烈情緒帶來的損害，他們需要壓力
控管技巧的訓練及培養樂觀情緒的智慧。他們也比
較可能會有嗑藥的問題，因為他們常尋求化學藥物
的協助，期望能壓抑內心的騷動。（就像歌手兼作
曲家湯姆‧魏茲(Tom Waits)所說：「我寧可喝醉，
也不要變成瘋子！」）

洛杉磯型天氣的人來尋求心理治療，常是因為
別人要他們有不同的體會和感受，面對這種人，我
們的任務是創造一個小小的情緒暴風系統，然後教
他們用有趣的方式來描述它。我們要他們注意自己

的感受，但不要他們老是以「我很好」來回應有關他們情緒狀態的問題。

我們可以揣摩一個理想的情緒天氣型態，然而，一如真實的天氣，人各有所好，有些人偏好熱情如火的詩人；有些人則喜歡穩重的工程師。

妳若問我，我會選擇一個像科羅拉多州波爾德鎮（Boulder）那樣的地方居住，躺臥在高山和平原之間，波爾德四季分明，但四個節氣都不會讓那兒的居民感到過分嚴酷：冬天的雪大體不多也不長；夏日熱得讓人冒火，但一到晚上，便變得無比涼爽，那裡大部分時候的天氣都適合舉辦各項活動。我有一些屬於波爾德鎮型天氣的朋友，我十分欣賞他們的性情——熱情有力，卻又沉靜穩重。

總之，內布拉斯加州今天微風和煦，氣溫華氏70度，倒像洛杉磯的天氣呢。這種天氣我會喜歡上一陣子，接下來，我便需要一些更刺激的東西了。哪！現在他們會怎麼說我呢？

第十八封信
游泳之用大矣！

8月28日

親愛的蘿拉：

　　我剛游完我的午泳回家。泳池岸邊的溫度高到華氏101度，像這樣的天氣除了游泳，還能做什麼？大體來說，我會先游個10圈，然後在太陽底下閱讀15分鐘，通常看的是《紐約客》雜誌，雖然我現在讀的是卡洛(Robert A. Caro)的《參議院之王》(*Master of the Senate*)，一本很適合夏天看的好書。看完書報後，我再潛回泳池游個幾圈。這種懶洋洋與活跳跳、熱與冷、陽光與水的對比交錯，令人神清氣爽、舒服無比。

　　年紀愈長，我對游泳這個運動愈加敬重。我小時候常在畢佛城的泳池游泳。泳池從下午1點開到晚上9點，整個8小時我都待在池裡跳進跳出、游來游去、曬太陽以及啃巧克力牛奶棒和冰棒以維持體

力。對1950年代在內布拉斯加州的農業小鎮長大的我們，一座游泳池的意義是言語難以形容的。到了8月，我的身體已曬成巧克力色且全身發癢，我的金髮也閃著一層淡淡的綠色。

我兒子念初中時是一個很外向、滑稽的人物，多年以後他說：「我很喜歡上學，學校也很喜歡我。」但上了高中，他每天在游泳池裡一圈又一圈的游上四五個小時，最後贏得了內州游泳比賽冠軍。現在很多志在比賽的泳者戴著潛水用耳機一邊游泳、一邊聽音樂，但是，傑克游泳時，除了帶著他自己的一顆專注的心外，別無身外之物。游泳這運動，帶給一個睪酮激素分泌正旺的青少年的是一天4個小時的凝心思考，事實上，在泳池裡一圈游過一圈時，你除了思考外也沒有什麼事可做，這個運動增加了我兒子的深度，對他同世代其他認真的泳者亦復如此。

游泳對各種年齡層的人都有幫助，小孩子只要看到水就開心得又叫又跳，管它是在海灘、泥濘的

小溪或僅是後院的一個小澡盆。我曾在關節炎治療
班的學員聚會的場合到過YMCA的泳池，我看到老
年人戰戰兢兢的走向泳區，跨下階梯時顯得有些畏
縮，身子浸到微溫的池水時還微微顫抖。但是，在
做了一個小時的水中有氧舞蹈後，他們開始說說笑
笑，關節疼痛也緩和了，等他們起身離池時，行動
已經比較輕鬆自如了。

　　游泳可以鬆弛、按摩並喚醒久經折磨的身子，
對焦慮、憂鬱症患者以及有身體健康問題和慢性病
的人，都是很好的治療。我在撰寫有關難民的書
時，交了很多身心受創的朋友，我通常給他們定期
游泳證，很多人向我報告說游泳是他們一輩子所經
歷最美好的事物。游泳帶來的腦內啡衝擊和它本身
對感官安撫的作用，幫助他們治癒身心的創傷。

　　一位物理治療師告訴我只要游泳，我的壓力引
起的背痛便會自動消失，我才開始去學游泳。她講
得一點兒也沒錯，現在我是徹底愛上它了。我很喜

歡撲通下水時引起的精神振奮、水流的愛撫，以及
向前游時肌肉逐漸暖和起來的感覺，而且，在做這
些肢體動作時，我等於在為自己進行水療。當我以
自己發明的蛙式在水中划行和匍匐前進時，我把上
次游泳後發生的大小事情都拿出來檢討，我腦中重
回與個案之間氣氛緊張的互動現場，並檢視解決棘
手問題的方法，我也重新回味令我感到最快樂的
事，並把與即將面對的難搞個案之間的對話台詞演
練一番。等我從池中爬出來時，我的身心又更健康
了，此時我的感覺和一個人在慢跑、冥想後接著去
做一次美美的按摩的感覺一樣。

　　當然，游泳並不一定合每個人的胃口，有些人
喜歡做百衲被、打網球或高爾夫。妳可能為自己和
個案找到同樣能讓心靜下來的事情來做，但我仍然
認為沒有一件事比得上游泳。游泳是最原始的運
動，我們是水做的，很久以前曾在羊水裡呼吸，現
在藉著游泳，我們又重新回到水中。

第十九封信
心理醫生也可能成為受害人

9月2日

親愛的蘿拉：

今天早上空氣中有一種夏日將盡的味道：鳥兒成群地聚集在電線上，附近一所高中傳出的樂隊進行曲聲浪穿越我書房的窗子，園子裡翠菊、向日葵和百合花依然盛開。昨晚，我散步到荷姆斯水庫（Holmes Dam），凝神觀察一隻紅狐狸在黃草間追逐老鼠好長一段時間。

我腦中不停地思索妳的問題：「如果能重來一次，您希望自己當初在學校能多學到什麼？」在五年博士班的訓練期間，我到處聽有關人腦解剖學、哲學、分裂性人格和社區計畫優點的演講，並學習創造催眠情境、解釋個案對墨跡圖形的反應以及撰寫報告的技能。但是，當時沒有人提醒我從事心理治療行業，除非你很小心，且即使已經小心翼翼，

仍可能受到傷害。

　　我在念研究所時期，只有一次被人警告心理諮商工作暗藏危險，那是出自一社工人員之口，她被一個少年犯毆打斷了好幾根骨頭，從頭到腳全身裏著紗布的她，眉眼扭曲地警告我說：「千萬不要佇立在一個失控的青少年和大門之間。」

　　幾年前，我參加一個教室沒有擺放座椅的暴力控制實習營，主持人要求現場曾遭到個案攻擊過的人舉手，結果有三分之二的人舉了手，接著他又要求曾被個案攻擊且需要醫療的人舉手。單單在我們這個相對較安全的小州內，就有一百個心理醫生遭到個案和其家屬的攻擊而嚴重受傷。

　　心理醫生成為暴力的犧牲者是可以理解的，我們面對的是酒鬼、無法控制內心憤怒的人、精神變態者、陷入危機以及有嚴重心理疾病的人。我們也經常需要為撫養權和婚姻官司出庭作證，並通報虐待幼童和忽視兒童福利的案例，遇有青少年有自殺

或殺害他人的傾向，我們必須告知他們的父母，我們要勸導幫派分子、吸安者和偏執的槍枝擁有者；也要受理因恐嚇其他同事被雇主轉送過來的員工。不只如此，醫生、學校老師和家庭成員把他們無法搞定的個案統統推給我們。

　　一般來說，心理醫生沒有自我防衛這方面的訓練，大部分的工作場所並無派駐警察或安全人員，很多心理醫生獨力作業，而且有些人必須要對從未謀面的人進行家訪。我以前的一個學生在東岸某小城的一家不需預約隨時可進來治療毒癮的診所做晚班工作，工作地點附近環境很亂，她沒有出事算是走運。

　　在我的執業生涯中，並沒有經手太多由法院下令交付心理治療的個案，而且，如果能及時找到他們本人，我會拒絕接下具社會病態人格的個案，這種隨心所欲的奢侈是大部分心理醫生所無法擁有的。然而，我還是接到了恐嚇電話，而且有人威脅

要傷害我，好幾次我慶幸自己的電話號碼和住址沒有被公開。記得有一年聖誕節，一個曾經接受我短暫治療的個案對我進行跟蹤，並恐嚇要殺害我，即使我在一家燈火通明的銀行大廳內，看著我五歲大的女兒和很多樂友一齊拉小提琴演奏耶誕頌歌，竟也嚇得哭出聲來。她和她的小友伴們看起來是那麼天真脆弱，但外面的風雪卻把我們的小城搞得又黑又冷。

我們自身的安全，部分繫於療程中我們言詞是否明確果斷，雖然這是一個十分複雜的問題。有時基於職業道德，我們有責任勸導個案做一些可能置我們於險地的事情，我們可能不得不堅持要個案報警，以保護他們的小孩遠離有性暴力傾向的親人。然而，一般而言，我們的工作並不是指導個案做這做那，而是告訴他們有那些選擇、釐清他們的問題並幫他們預測未來。但是，在療程之外，我們無法控制個案如何轉述我們的話，很多個案告訴他們的

家人我們教他們應該怎麼做，事實上，那是他們自己想做的事，只是很不幸的，他們沒有勇氣說出自己的決定。

我曾經為一個把自己配偶說得很難聽的個案做心理治療，在療程的尾聲，她宣告將要訴請和先生離婚，我勸她不要那麼急，可以考慮先去做婚姻諮詢。但是，她開車回到家後告訴先生我要她立即和他分居，隔天，她先生打電話來先對我指天畫地的發誓半天，接著便威脅要把我打一頓。幸好，我好說歹說終於打消了他的怒氣。

很多心理醫生因為害怕被指責處理不當，不敢和同事討論與個案之間發生的可怕事情，這便大錯特錯了。妳要擬訂一個防範工作危險的計畫，和同事相互約定一旦治療過程中出現不對勁的跡象，要打什麼暗號來通知對方；去上幾堂自我防衛的課程；住家電話和地址要保持隱密；在療程中不要談及個人的私事，也不要公開陳列家人的相片和其他

紀念品。同時，千萬不要用比喻或直接的言語去夾擊妳的個案，個案一旦感覺自己被他人設計，可能會變得具危險性。

　　如果個案讓妳感到害怕，千萬要當真，若覺得情況不太安全，不要再走下去，倘若已經踏進去了，要立即小心的退出來，不僅爲保護自己，也爲個案和其他相關的人著想，妳有責任隨時評估可能的危險。如果確有風險，妳要採取一切可能的防範措施來保護所有的人，例如多找一位心理醫生和妳一起進行，請教律師或報警。

　　蘿拉，這封信沒有要嚇你的意思，而是眞的基於「一分防範勝於十分補救」的道理。我們心理學領域常有否定危險存在的傾向，大多數的心理醫生都很溫和、信任他人，很難相信有人會傷害他們。但是事先多一分提醒，就多一分武裝防衛，我不希望妳每晚都睜著雙眼、害怕顫抖得像一隻被紅狐狸跟蹤的老鼠難以成眠。

171

第二十封信
寫作與心理治療的等號

9月11日
開普敦，南非

親愛的蘿拉：

　　去年的9月11日，我們的女兒人正在開普敦。我們十分憂慮莎拉的安危，內心摻雜著深沉的恐懼，擔心班機取消，她怎麼回家，或者她返家途中，是不是會遭到恐怖分子的另一次攻擊？

　　一年後的同一天，很湊巧的，我也正在南非出差，我開車一路穿越野花盛開的大草原來到好望角，徒步爬上桌山，感受到圍繞在我身旁宛如「桌布」覆蓋的濃霧。我也到貧窮的蘭加小鎮和第六區博物館參觀，這個博物館是開普敦版的納粹大屠殺紀念館。我也參觀了曼德拉被囚禁三十年的羅本島監獄。

　　去年911事件和我女兒當時的情景今天一直在

我腦中盤旋。莎拉好不容易終於從南非回到家後，人突然變得與我們有些格格不入。為了處理她內在的巨大的傷慟，我建議她把心中的感受寫下來，我說：「寫作對我是最好的心理治療，我無法理解人如果不靠寫作發抒感情，要怎麼活下去？」

　　妳最近問我寫作或從事心理治療兩者，我比較喜歡那一樣？妳真的把我問倒了，我感覺妳像在問我比較喜歡自己的那一個小孩。我仍在思索妳的問題，也理解到這兩個行業有多麼相似。很多年來，我都是在早上寫作，把心理治療留到下午做。兩項工作都要在小房間中花一點時間等待靈感的降臨，為達此目的，也都需要裝模作樣的擺出相當多的繁文縟節。作家和心理醫生都有特定的儀式來導引自己進入狀況，觸發我靈感的是飲料和書桌。我寫作時都要坐在那張可以眺望花園的書桌前，並佐以咖啡提神助興。我的書桌上總擺滿了各式各樣的原子筆、紙類和鉛筆，這樣我才寫得下去；在做心理治

療時,我桌上一定有作筆記用的標準筆記簿和瓶裝礦泉水。但是,我儘量在兩張桌子上都擺上鮮花。

　　不管寫作或心理治療,若電話響起或突然頭痛,都可能打亂我的專心,一天下來,我們的臀部發痛,而且不確定自己是否做了好一陣子的事。等我們回到忙碌的交通路況、家人和電視晚間新聞的現實世界時,心神還有點驚恍。

　　詩人威廉・卡洛斯・威廉斯(William Carlos Williams)寫道:「多聽、多看,不要丟掉任何你的所見所聞。」這個忠告對作家和心理醫生同樣有用。我們這門生意的工具包括直覺、智慧、親切的態度和人格結構,寫作和心理治療都牽涉到發問,和引出問題加以解決的高度訓練,也需費神地挖掘情緒下的真相,兩者都要求我們使出渾身解數、傾力而為。

　　作家蘿瑟琳・布朗(Rosellen Brown)給所有的作家一個簡單扼要的建議——人要在場、集中心

174

神、寫出真相且不要太在意結果，這套規則用在心理醫生身上也不錯。作家和心理醫生都走在鋼索上，我們必須對工作付出所有，但是，我們又必須不計較成功失敗，否則，我們會做得太辛苦。從事心理治療和寫作若太過患得患失，就像我們要求睡覺必要完全入眠、做愛要達到高潮，或極力想成為大眾寵兒一樣，終究是行不通的。

　　我大學念了四年，研究所念了五年，才拿到臨床心理學博士學位，但是，寫作部分全是我自修自學的。所有的作家和心理醫生無論師承何方，都是自我教育而成的觀念仍有其道理，我們從犯錯、改正錯誤中不斷學習，沒有人一開始就做得好。經過十年的辛勤努力，身為一個心理醫生兼作家，大部分時間我都清楚自己在做什麼，那時我已經養成了良好的習慣，且對兩項工作內容都很有概念。但是，我現在仍不斷學習超越這個能力層次之外的東西，每個人都是獨特的，世上也沒有那件事會重複

發生。

　　能力不錯的作家和心理醫生經過多年的累積能發展出一種聲音，從理想層面來說，這種聲音表現了一個人最佳的內在知識。以真實的聲音進行我們的工作，在旁人看來十分自然輕鬆。但是，我們大多數人都必須付出很大的努力，才能找到讓我們的工作發光發亮的聲音。

　　在寫作和心理治療上，沒有比找到一個令妳心儀的嚮導更重要的了。若和名主持人比爾・莫耶（Bill Moyer）、詩人瑪麗・奧利佛（Mary Oliver）和專欄作家莫莉・伊凡斯（Molly Ivans）同行，縱然只是駕車去垃圾回收中心，我也會很高興。若與無趣、惹人厭的傢伙作伴，即使到花都巴黎旅行，我都怕怕。好的嚮導是虛懷若谷、能力高強、和藹可親且冷靜淡定的，他們散發出一種揉合天真和成熟的獨特氣質，更重要的是，好的嚮導值得信任且能鼓舞帶動他人。

心理治療和寫作兩者都要求接受對象產生情感反應，在讀了一本好書後，讀者受到了改變，且真正優良的作品如《戰爭與和平》、《寂靜的春天》、《大地》等名著，則永遠改變了這世界。在一次深刻的心理療程後，個案開始願意檢討自己生活的方式、嚴格信奉天主教的父親談起兒子篤信的佛教會說：「出自所有好人口中的禱詞都是美善的。」無情的丈夫終於說出「也許我還沒有真正看到我太太真實的一面」的話；酗酒者開始想：「如果我丟掉酒瓶，也許人生會更好。」

兩項工作都需要一些言辭上的機智，但是，油嘴滑舌也可能會適得其反。太過優雅的寫作會讓讀者分心，而且，信不信由妳，我曾經看過一位心理醫生在展示一種高超的技術時，卻把個案的名字喊錯了，到頭來那個個案覺得醫生並不怎麼樣。

作家和心理醫生要見人之所未見，發人之所未發，這種提醒示警的工作帶有風險且並不討好。我

們是對習慣聽假話的人犯下說真話之罪的壞分子，我們勸導別人家的女兒：「妳可以談談妳繼父虐待妳的經驗。」對菸草公司，我們提出「我們知道你正對我們的兒童大做廣告，這是不對的」的真言。

作家和心理醫生總共活了兩次——第一次是親歷事件現場時；第二次是把這個經驗帶到工作中使用時。兩者也都面對可敬的敵人，作家稱之為內在批評或創作瓶頸；心理醫生碰到的則是抗拒治療。我們唯有學習迎戰敵人且將之征服，才可能成功。

心理醫生和作家都遊走在他們領域的邊緣。作家福克納說：「寫一本小說，就像在暴風雨正烈時，試圖將雞場的雞隻兜攏在一塊兒。」毛姆的心得是，「寫小說有三個秘密，很不幸的，沒有人知道它們是什麼。」

我們心理醫生的工作極其複雜且模稜兩可，成功的治療仍是難以捉摸且只是一時的；作家則必須與我們的聰明才智技巧不足以暢所欲言的內心認知

持續奮戰；心理醫生也經常發現無論我們怎麼做，就是無法改變人類。兩項工作都令人感到挫敗、要求過多，且充滿情感的危險；但它同時也是眼下所及最好的工作。著名詩人威廉・史塔佛（William Stafford）對寫作這一行的感想是：「如果你受得了，它真的很好玩。」

很多心理醫生談到他們對自己能有此榮譽從事這個行業而心存感激，況且，活了那麼多年，我還從未碰到過有那個作家說她對自己的職業感到後悔，兩項工作都享有很高的報償回饋──擁有圓滿、有深度的人生以及接近事情核心的交談。我們從事這種工作真的很幸運。

蘿拉，我希望有一天妳能到開普敦一遊，我將帶著悸動不平靜的心離開此地。在蘭加小鎮，當地女人就著唯一的一架抽水機用手搓洗衣服，布滿蒼蠅的羊頭堆在街角，那是這個悲涼小鎮窮人家的肉食來源。然而，紫葳花樹頭上滿掛紫花傾瀉如雨，

另一種名叫「昨日、今天、明日」的樹枝頭盛開著
雪白、粉紅和鮮紅三種不同顏色的花朵，這不正是
詩人或心理醫生可以引為比喻的一幅景象嘛！

秋

第二十一封信
職業道德不缺席

9月20日

親愛的蘿拉：

讓我告訴妳一名無照心理醫生在我故鄉小鎮胡作非為的故事。這個巧言令色的傢伙找到一個芳心寂寞的富婆，安排了一周7天、每天7小時的心理療程。成日和那個擁有巨額存款的婦人獨處一室，他終於引她上鉤且把她的錢財騙個精光。婦人破產後，那傢伙便一腳踢開她，她受不了打擊，吞了一整瓶安眠藥企圖自殺，最後落得了精神崩潰的下場。婦人的親戚只好出面照顧精神失常、一窮二白的她，並向衛生部門檢舉那個冒牌心理醫生。但是，那傢伙來得急、去得也快，轉眼不見人影，現在他鐵定又在另外一個州重施故技。

謝天謝地，像這麼糟糕的事情並不多見，那傢伙不僅沒有職業道德，而且還犯了刑事詐欺罪。心

理學家陷進道德有虧的困境大約有三個原因：出於貪心操縱個案（幸好只有少數）；接觸的人不夠多，個案是他們唯一的人際關係（這個也不多見）；心理醫生閉鎖自己或職業疲乏、失卻前瞻性（佔的人數最多）。幸運的是，心理學這行有職業道德守則來保護我們自己和個案，有些時候，這套守則加上一些規定便已足夠。古希臘醫學之父希波克拉底(Hippocrates)有名的格言——「醫生不會傷人」適用於很多情況，正如我母親在和我們小孩道別時總會提出的忠告——「要友愛善待彼此哦！」

但實際臨床治療一如人生，有很多問題是這些簡單的守則無法解決的。對於到底要不要運用我的診斷結果而且把它們告訴個案、保險公司或精神疾病中心，我內心經常充滿了矛盾掙扎。診斷仍可說是合理主觀的結果，但是，即使支持診斷的證據強而有力，我仍不太敢對個案下任何定論，除非我認為這麼做利多於弊。

　　我曾經治療過一個險些被認定罹患「精神官能強迫症」的男孩。奧利佛動不動就洗手，洗到手都脫皮，而且他堅持他所有的物品都要放在固定的地方，他也過於在意自己的功課和髮型。如果照實對奧利佛做出診斷，他可能可以在學校得到額外的關照和注意，但是我擔心這個標籤可能影響到他的自我認知，以及別人對他的觀感，最後，我裁定用不著給他貼上標籤便可以幫助他，我和他的父母商討如何轉移他的注意力，使他不再重複一些動作，必要時，他的家庭醫生也可以開藥給他服用，這些治療步驟都不需我們對他做出官式的定論。

　　我們無法預料一個病名可能引發的所有行為，下診斷有得有失，可能引我們走入泥淖，也可能為我們解套。在我們為個案下診斷前需捫心自問：「下這個診斷所為何來？診斷結果能否讓個案得到需要的幫助？這個結論是否會傷到個案？」

　　另一個道德問題是了解和贊同之間的差異。在

看診一段時間後，我發現不難了解個案爲何出現那樣的行爲，但我必須很努力才不致把理解和寬恕搞混。有時這中間的分野極爲清楚：一個受虐兒可能會虐待動物或縱火——可以理解但可怕的行爲，我可以關心這種小孩的處境，但厭惡他們的行爲。但有時候，情況更難。一個從小在冷酷的雙親養育下長大的男子不斷的勾引女性，玩弄過後便甩掉她們，我必須確定立場——了解他成長背景，但這仍不能掩蓋他的特殊癖好令別人心碎的事實。

將了解和判斷分開需要某些微妙的心理技巧，種族歧視是這種棘手問題的一個例子。我經手過狀況最嚴重的種族主義者來自一個仇恨、暴力虐待的家庭，我對那個男個案深表同情，就某些方面來說，他其實已比他的父母還要善良。這個人想到太太可能帶著小孩離他而去，在我的診間低聲飲泣起來。但是，他是一個標榜白人至上團體的成員，我必須想辦法面對這個事實。最後我正式告訴他如果

他還和那個團體糾葛不清，我沒法給他治療。我對他的意識型態如此深惡痛絕，以致把我們之間的關係搞砸了，他連錢都沒付就走人，而且再也沒有回來過。

另外一個個案因無法克服與一個已婚男人交往造成的壓力，來找我看診。她一心想說服那個多金的情郎離開太太和三個子女，並娶她過門。我告訴她我不會幫助個案去達成我相信會傷害他們自己和別人的目標。

我也治療過一個靠血拼來壓抑內心哀傷和憤怒的女子，只要上街購物，她的精神就來了，血拼是她人生的一大樂趣。我私下立下必要勸她去做義工、散步以及閱讀好書的目標。

蘿拉，告訴妳這些故事並不是要說明我做了那些可引以為榜樣的好事，事實上，在上面舉的那些例子中，我至今仍無法確定當時我是否做對了。那個白人至上的種族主義者，離開我診所時的怒火比

他先前來時更旺。那個挖金礦的女人終於如願嫁給了富有的男友，我每個星期都會在電影院、雜貨舖或咖啡館看到他們出雙入對。另外，有夠尷尬的是，那個購物狂個案只肯到路面舖得光潔漂亮的場所走動，其餘那裡都不想去，而且她寧可玩樂透猜獎也不願讀名作家薇拉‧凱瑟（Willa Cather）的小說。

我說這些故事給妳聽，目的是要告訴妳我的價值觀的確影響到我的工作。看診多年下來，我的很多個案最後又回大學重拾書本、學習聽古典音樂或擔任義工，這些都是我認為很有價值的事。儘管一些理論家不以為然，但是我們不能宣稱自己採價值中立態度，也不應該如此自我標榜，我們有責任向個案坦白表明我們的價值觀。

心理醫生有時對邪惡之事表現得過於天真。我記得一位心理醫生，和一個剛自我們的州立監獄釋放出來的殺人犯約會，旁人一眼便可看出他是個爛

187

人，只對女心理醫生的肉體和她名下的公寓感興趣。但是，她宣稱看到他內心良善的一面。哦！或許吧⋯⋯但是我覺得她缺乏判斷到實際上已沒有常識的地步。

同情要配合清楚的頭腦才有其效用，太好心或胡裡胡塗可能給我們帶來麻煩。我們的一個職業道德責任是，評估誰有可能傷害他人並採取步驟以保護可能的受害者。如果我們懷疑一個男子有可能攻擊他的女友，我們有義務警告她。我們若知道那個青春期的少年正在吸食海洛因，需要通知他的父母，並為他尋求勒戒治療。

最後，我們還有一個道德責任──認清我們並非萬事通。每一顆心都是一個難解的謎，只不過有些人的心比別人更難洞悉。要一個中產階級的白種人去了解非洲裔的美國人、殘障人士、難民和窮人並不是容易的事。除非我們真的很努力去了解我們的個案身歷的環境，否則我們提出的忠告可能會很

荒謬。

　　年紀大的個案總讓我學會謙虛。我離八十高齡還有一大段路，很難想像自己到那麼老時會是什麼光景。對一個擁有許多我所沒有的人生經驗的耆老提出忠告，似乎有些荒誕放肆：我怎麼知道如何去面對失掉老伴、手足、朋友和家園的傷痛呢？我曾為許多年長者看診，妳將來也會，而且，不可思議的是，有時我們還真的幫上了忙。

　　除了那些不負責任、只顧做生意的下流騙子或觀念嚴重錯誤者，沒有人為求發財致富來當心理醫生。心理醫生賺的錢僅足餬口，而且從某個角度來看，我很高興我們沒有賺更多。如果我們靠這行發大財，那麼將會招來更多爛蘋果加入我們的專業領域。我們幾乎都是因為想幫助別人才從事這一行，我們愛個案，而且個案也以愛來回報我們。

第二十二封信
大家都來說故事

9月21日

親愛的蘿拉：

　　1944年的今天，我的雙親在加利福尼亞州米爾谷的紅杉林中結為連理，當日陽光普照，兩人都穿著軍服參加婚禮。典禮結束後，他們和親友殺到舊金山吉爾利街的一家美式餐館舉行婚宴。我的母親艾薇絲當時是個軍官，我父親法蘭克則是被指派給軍官擦皮鞋的二等水兵，這是個俊男美女的組合，且兩人活力充沛、深具冒險精神。他們的戀愛史十分戲劇化，有時也滿搞笑的，可現在回想起來，卻辛辣刺激，充分預兆了他們日後夫妻生活的風風雨雨。

　　我的雙親已過世多年，但我很慶幸我母親是個講故事的高手，每當我倆一同搭車去出診或前往醫院途中，她會給我說上成百個陳年往事。那對新人

站在一株紅杉下說出婚姻誓言的58年後的今天，我父母的身影至今仍閃耀在我的記憶中。

昨天我在雜貨店巧遇我的一個老個案，他身著一件名家設計、看起來很學院派的T恤，只不過上面印的大學標誌是「最高欣快境界」(Euphoric State)。看到這個標記，我笑了出來，因為多年以前郝爾曾為憂鬱症所苦來找我治療。當時他是個卡車司機，生活孤單乏味，在問他一些和他成長背景相關的問題後，我才想出幫他的方法。我問他：「你記得自己呱呱落地時的一些事情嗎？你是在父母期望中出生的孩子嗎？你小時候是什麼模樣？你上學第一天過得如何？」對這些問題，郝爾完全答不出來。當我問到他全家有沒有一塊兒去度假時，他才開口回說從沒有過。我再問他家裡有沒有一些世交好友，他說：「我的父母都很內向、不太和別人往來。」我又問他有沒有什麼嗜好和興趣，他也搖頭。郝爾對自己的童年幾乎沒有什麼印象，長大

成人後也沒有什麼足堪爲外人道的事，他只有一件
事可說——他是個悲哀、無聊的單身漢。

郝爾的雙親過著與外界隔絕、疑神疑鬼的日
子，他的父親不知何故得了個「麵疙瘩」的暱名，
但我懷疑這個戲稱和他缺乏魅力跟平常不太動有
關。「麵疙瘩」不准有人在餐桌上或在他開車時說
話。郝爾一開口，他老爸就搶白：「你以爲你算老
幾呀？」或「該死，如果你覺得自己那麼行的話
……」郝爾很快便學會不要主動貢獻消息。他的母
親十分內歛不多話，因爲她很清楚自己不是那麼靈
光。郝爾的姊姊和他年齡差一大截，且在16歲時便
早早出嫁了。用完晚飯後，「麵疙瘩」就回到店裡
看店，媽媽伊娃在她臥房看言情小說或拿著鉤針編
這織那的，整個屋子最大的聲音便是老祖父級的掛
鐘，每隔一刻鐘發出的鳴響。郝爾對我說：「我喜
歡那口鐘。」

我們無法讓郝爾的童年重來一遍，但我們可以

重建它。我幫助他發掘一些陳年往事並爲他自己創造一些新的生活題材。他的父母俱已往生，我命他打電話給姊姊和阿姨，要她們幫忙填補那段被我稱作是「遺失歲月」的過去，他記下她們憶起的昔日點滴，然後我們再一起加以潤飾。譬如，他姊姊記得他多麼期待每周一次的烘焙日，他母親和姨媽星期六都會烤一種瑞典裸麥麵包，郝爾總在麵包上塗滿厚厚的溫熱奶油和肉桂糖粉，然後跑到後院坐在楓樹下大快朵頤起來；而他的姨媽記得郝爾老是喊肚子餓。我們把這些記憶的碎片轉化成人生的論題——以前他總能對生活的滋味深懷感謝，也常渴望做些冒險的事兒或渴望與人聯繫交往，而且他至今仍然保有那深層的渴望，現在他準備要來實現這分渴望。

我規定郝爾每周要在目前的生活中加進一些冒險的新鮮素材。起初他懷疑自己能否做到，但是，絲毫不令人訝異的，他一開始認眞尋找，便發現身

邊處處有好玩的事，在與我分享這些故事時，我鼓
勵他回想生活中重要的細節和吉光片羽，並問他那
些事對他的意義，例如巧遇一位老同學或幫一位老
嫗換下洩氣的輪胎等。我們愈談愈深，這些記憶跟
著擴張了，他的高中同學很高興和他重逢，讓郝爾
重新衡量他的求學經驗也有些正面的價值；換輪胎
事件則變成了一則郝爾胸襟寬大，以及助人必有回
報的故事。

　　一個人的日子過得很有趣和一個人個性很有
趣，完全是兩回事，這其間的差別就是能否把生活
中發生的故事講出來。事情本身並不特別吸引人，
但是故事說明了一個人的動機、欲望和人心的複
雜。一如良善美好的故事能創造健康的人群和文
化，病態、不健康的故事也會培育出精神委靡的人
群和文化。

　　我們心理醫生本來就是說故事的人。大部分的
個案需要一些能讓他們以更樂觀的態度，來看待這

個世界的故事，心理醫生傑・哈利（Jay Haley）鼓勵同行幫助個案想像自己是偉大史詩中的英雄，他也談到「化悲劇爲音樂喜劇」的方法。內容更好、更優良的故事讓我們的個案覺得他們自己更有英雄氣概，更加熱情有趣。

我曾治療過一個兒子患有毒癮、肩負撫育第三代沉重擔子的老祖母。瑪麗安走進診間時已被折磨得不成人形——意志消沉、了無生氣且被生活重擔壓得喘不過氣。她認爲自己往後的日子將是永無止盡、一成不變的苦工，且自認是一個槁木死灰的可憐人。她在第一個療程中從頭哭到尾，她說：「我看妳幫不了我的忙，連上帝都沒法幫我。」我想她既是個虔誠的天主教徒，或許能夠接受我把她比喻成德蕾莎修女的說法，我告訴她，她此生的任務就是來幫助弱小的人，照顧孫子是個很重要且高貴的工作，我說：「職責需要，妳就跑來了，這是妳可以引以爲傲的。」這個比方並沒有把髒兮兮的尿布

195

和哇哇哭叫的嬰兒變走，但是，它給了瑪麗安一種榮譽感。她終於同意回診，而且如果她再來，我一定要幫她找一些資源，我說：「即使德蕾莎修女也有支援系統。」

很多夫妻需要一些新鮮的故事，經常爭辯不休的夫妻關係可以重新建構熱情，我們可以把個案夫妻間的吵吵鬧鬧拿來和更亮麗耀眼的夫妻檔如瑪丹娜和蓋瑞奇，以及莎翁名劇《馴悍記》中的凱瑟琳和皮楚秋做比較。同時，我們可以建議我們的個案持續不懈的善用所有精力並將其轉化成持久熱情。

通常難民本身就是一本新故事，他們帶著殘酷的受害記憶來到美國，我要他們回想過去有什麼引以為榮的事蹟，他們常常記得一些英勇和慷慨大方的義行，故事中的一個小小的轉變，便能對他們對自己的認知產生極大的啟發。一個從波士尼亞來的年輕女子記起亂軍來到她家時，她把妹妹推到一扇門的後面，妹妹因而逃過被強姦的厄運，這份回憶

使她覺得自己很高貴而不只是骯髒不堪。他們的人
生不盡然是一片荒原廢墟，我們可以幫他們在一堆
石頭中找到被埋在底下的珠寶。

　　瑞典女作家艾莎卡·丹妮森（Isak Dinesen）曾
說：「若能寫在故事中，所有的哀傷可能就可以忍
受了。」我們可以幫忙使個案的敘述內容更加豐
富、繁複且更富有希望。達到這個目的最普通的辦
法是，當聽到個案道出一個悲慘的故事時，立即回
問他們「你從這個經驗中得到了些什麼？」說起來
真神奇，我還沒碰過那個個案說他一無所獲。

　　我很驕傲的向妳報告，在蔬果部門遇見郝爾
時，他告訴我一件事，這故事絕不是我聽過最動人
的，他也沒有名嘴史達茲·特克爾（Studs Terkel）的
功力，但這可是真人真事：他帶著女友開車到黃石
國家公園旅遊，一隻熊闖進他們的車子吃他們的補
給品，郝爾最後把牠趕走了。故事中的郝爾受到女
朋友的萬般愛戴並且成了一個英雄，對他而言，印

有「最高欣快境界」標誌的T恤恰恰好反映了他已獲
新生的現實。

　　我的雙親結婚後並沒有如王子和公主般從此過
著幸福快樂的日子；他們的婚姻走過不少驚濤駭
浪，反倒比較像凱瑟琳和皮楚秋。但是，他們兩人
都很會說故事，也因此豐富了我的童年經驗。我長
大後發生的大大小小的事，很少不讓我回想起小時
候聽過的某個故事。蘿拉，我們不妨在這個秋天的
指導課程中找一個時間，拋開手邊案例，專門只講
故事，好幾世代以來，就是這些故事，讓我們人類
得以在漫長黑暗的季節中，仍能保有清明的神智。

第二十三封信
以平常心面對抗拒

10月4日

親愛的蘿拉：

　　伊拉克人有一句諺語：「你可以叫醒一隻正在睡覺的狗，但叫不醒假裝睡著的一隻狗。」今天的早報以顯著版面刊出一張艾瑪的照片，在我看來，她只不過是個鬱鬱寡歡、桀驁不馴的青少年，艾瑪是牧師家的小孩，她父母因她不肯和家人一起吃飯，帶她來看我。艾瑪剛從法律系以優等成績畢業，想到她現在把學自課堂的辯論技巧用在我和她父母身上，我呵呵笑了起來。

　　在我們的第一個療程中，艾瑪始終雙臂交叉環抱胸前、一逕兒的看著窗外。我嘴裡叨念著實在很不願意浪費自己的時間和她父母的金錢時，她竟嘲諷的說：「隨便妳叫個夠吧！」等我提到在面對所有滔滔不絕的個案一天下來，居然碰到一個像她那

麼安靜的個案後，她才開了金口，而這一說便沒完沒了，我都插不上話。她的問題就是不聽別人說，所以我就聽她怎麼說。我尋找深入她世界的方法和能打動她的心的比喻，以及建構她處境的新途徑，然後，我等她來問我的意見。經過幾個療程後，她果真來向我請教，雖然我在回答問題時，她故意戲劇化的打起呵欠，但是她真的採行了我的一些建議。

在我們的對話中，我總是讓艾瑪作決定性的發言，這是對付頑固的一個重要技巧。一旦她雄辯滔滔的表演完她的拿手好戲後，她就會平靜下來且變得比較沒有攻擊性，趁著這個緩衝期，我便可以偷偷跨進一小步。我和她就這樣有如跳華爾滋般前進後退了好幾個月，她從未真正敞開胸懷擁抱心理治療，但是只要沒有人逼她承認這點，她還是有一些進步。在療程近尾聲時，艾瑪已開始和家人一起用餐了。

200

　　心理學家卡爾‧羅傑斯 (Carl Rogers) 曾提到改變的弔詭之處——人只有在覺得他的真正自我為他人接受時,才會認真考慮改變。抗拒改變是人類自然的一種狀況,任何時候只要一聽到有人被描述成「不太能聽得進別人的批評」時,我就會反問:「誰又能聽得進別人的批評呢?」

　　我們每一個人都想要進步,但卻不喜歡改變,尤其是外界加諸於我們的改變。

　　無論問題有多麼嚴重,我們通常喜歡讓它保持模糊不確定,然而,當壓力一來時,我們寧可面對自己的問題,也不願去處理別人的問題。就某個程度來說,我們本身就是問題所在,丟掉了問題等於遺失了我們自己。

　　我們心理醫生可以帶一匹馬兒去飲水,但我們不能讓牠寫日記和每天做運動。事實上,人只做他們想做的事,我們最大的挑戰是幫助他們做最合乎他們利益的事。我們都聽過一個古老的笑話:「要

窮多少心理醫生之力才能換好一個電燈泡？只要一
個，前提是，電燈泡願意改變！」如果我們的個案
真心想要改變，教育、榜樣、支持和勸勉都會有
效。

　　個案來找我們治療，可能是因為他們不想失去
某個他們所愛的人，但他們通常不想花那麼多力氣
心神來解決問題。事實上，心不甘情不願的個案可
能只是把心理治療當成一種工具，藉此讓別人不再
來煩他：「不要再盯我是否喝酒，我正在做心理治
療甩掉這個毛病。」更多時候，人為了回應別人對
他的愛和關懷才做改變：很多做父母的在幼兒的哀
求下戒掉菸癮，也有很多青春期的少年在爺爺帶他
去釣魚後心性才穩定下來。

　　要阻斷一條咆哮洶湧的河川不太可能，但妳可
以挖一條小溝渠或建一個小水壩來改變河的流速。
引導抗拒轉向比正面衝撞要好，這幾乎總是屢試不
爽，而且有很多方法可以做到這點，其中一個就是

說些「我部分同意你的說法，但是有一些小地方我還有點疑問。」或「我想知道你是否對你現在的立場存有一絲絲的懷疑。」或「我看得出來妳不太喜歡我的建議，但是，我想知道你是否可以考慮試幾天看看。」等諸如此類的話。

　　妳也可以告訴個案有一個和他情況類似的人，在做法上和他有一點小小的不同，或者妳可以列出不改變的好處，然後等妳的個案來跟你辯論。當個案問我他們是否還有時間來解決問題時，我最愛的回答是：「你的時間恰恰好夠。」

　　說到權力鬥爭有兩條規則——躲開它或贏得它。在心理治療上，要贏得權力幾乎是不可能的，畢竟是我們的個案在掌握他們自己的人生，但是，我們仍可經由間接的方式贏得權力。在治療生性害羞、生活幾無樂趣的琳恩時，我建議她多做運動，她回說不可能，並抬出上百個她不能運動，即使一星期走五分鐘的路都不行的理由。最後我建議她養

一條狗，這個主意有三層意義：首先它給琳恩心靈
有個寄託，這對憂鬱症通常很有效；再者，它也提
供了一個幫助琳恩打開窗門和別人開始溝通的話
題；其三，每天遛狗可以給琳恩注入一些腦內啡。

　　琳恩答應去領養一條狗，但並非因為接受了我
的意見，而是基於她自身安全的考慮。「伯爵」是
一條體形碩大的狗，很喜歡在戶外蹦來跳去、追逐
嬉戲。很快的，琳恩牽著狗每天愈走愈遠，追著
「伯爵」在後面跑給她足夠的運動量和刺激，她不
再需要用藥。此外，在遛狗的小道上她不時碰到其
他狗主人與他們聊上幾句，而且在和同事提到「伯
爵」時，她永遠有說不完的話題。

　　誘導他人涉入一種幾乎和他們內在的頻率，和
諧一致的神秘狀態，我們有一些諸如「同步共振」
或「聲息相通」的用語來稱呼它，一旦有這種感覺
時，我們都會馬上知曉。科學家有一個專門術語
——「邊緣共振」，指的是哺乳類動物感知到彼此

情緒狀態的天賦能力。當我們感受到個案十分專心且逐漸開始接受，此時改變最有可能發生。一有這種感覺，我們的心胸會比較開放以吸取新的經驗。作曲家班傑明‧山德爾（Benjamin Zander）說他一眼便知聽眾是否和他情投意合，因為他們的眼神會閃閃發亮，這發亮的眼神便是妳和個案神經已搭上線的好徵兆。

個案來找我們時他們常常已經準備要改變了。時機便是一切，如果時機抓得恰到好處，即使是很小的建議，仍有可能改變一個生命。但如果時機不對，再大的雷聲也起不了太大的作用。心理治療的藝術是比個案超前一小步，妳要準備隨時講出能讓個案引出「啊！這正是我現在心裡所想的」回應的話。

若介入的時機不湊巧，比什麼都不做還糟糕，它可能毀掉稍後捲土重來的機會，並招來極大的抗拒。舉例來說，我錯誤的建議琳恩去參加教會舉辦

的單身聚會，她當時還沒有足夠的社交技巧，或自信來參加這種活動，因此度過了一個尷尬、痛苦的晚上，從那以後，我再也無法說動她去做類似的冒險行動。

明瞭我們的時機已經流失的一個方法是，我們發現自己已懶得再對個案說些什麼。最有可能的情況是，我們已經感受到個案根本不想再聽我們說理。感覺到個案的抗拒而不加理會，並不是個好主意，但面對吸毒成癮的個案則是例外，幾乎沒有一個沾染毒品的人願意討論他們的癮頭，但是等他們快上癮時才採取行動實在太危險了。然而，當我發現自己解釋過頭、談話一再重複或和個案開始辯論起來時，我知道自己踢到一面牆而且沒法把它敲垮。

碰到個案沒有改變時，私下我們也許會想：「搞什麼呀！竟然不聽我精心構思且極有傳達技巧的高明意見。」但是，人生常比這更加複雜。艾瑪

對我的態度行為和我本身無關，特別去強調某個個案的抗拒態度，只會讓妳更難戰勝這種行為。蘿拉，妳可藉著個案的抗拒去蒐集關於妳自己和他們的資訊。妳若想完全躲掉抗拒，唯一的辦法就是待在家裡不出去工作。

第二十四封信
失敗在所難免

10月10日

親愛的蘿拉：

　　妳現在對自己太嚴格了。在討論中遺漏了重要的題目，並不是什麼無可彌補的錯誤，重要的題材會一再重複出現，下次妳就會抓到要領了。

　　一個理想型態的案例是，個案因為某個問題找上門來，心理醫生和個案發展出相互敬重、關懷的關係，他們解決了眼前的問題，且或許也探索了個案其他的生活層面。然後，個案帶著醫生的評析建議離開，過一段時間再回來告訴心理醫生，那些建議對他們有幫助。心理醫生利用最後的一個療程來確認治療成果，討論未來可能的問題和克服之道，並對個案真正的成長大加讚美一番。但是，這個最佳的案例情節不是那麼經常發生。

　　妳有一次問我：「妳曾有過失敗嗎？妳犯過的

最大錯誤是什麼？」我一直拖到今天才想回答妳。
承認失敗是痛苦且有一點丟臉的，雖然我的個案中
沒有一個自殺或在治療中攻擊任何人，但是我出的
一些差錯還真是別人都做不來的。

　　有些失敗是可以預見的。我常常幫不了那些問
題根深柢固、亂糟糟的家庭，尤其是如果他們約了
時間又很少露面時，我一點兒辦法也沒有。很悲哀
的是，我永遠想不出什麼法子來幫助人格失調的個
案，人格失調是我們形容失去心智者的學術用語。
我曾治療過一個靠魅力行騙各方，且玩盡女人的個
案一段時間，諾爾的人格結構其實已經定型，我只
不過是另外一個掩耳盜鈴的人，最後諾爾的生意因
他的腐化作風而垮台，但是他長期受煎熬的妻子，
卻始終對他不離不棄。雖說「時間可以治癒所有的
傷口」，但是，它同時也傷害了他們一家人，僅憑
幾次諮商談話和指派一些家庭作業，我對諾爾和他
太太其實並沒有什麼太大的幫助。

另外有些失敗則是出乎意料之外：個案似乎很理性，在療程中極為投入且達到他們預設的目標，卻突然放棄不來了；或者以從雞蛋中挑骨頭的態度蓄意搞亂治療。

如果一開始的牌局即已注定心理治療無法成功，我事後只會簡短的檢討一下，我自問：「是不是有什麼我可以做但沒做的地方？我遺漏了什麼嗎？」問完後我就不再多去想它，繼續做我該做的事。然而，如果我先前對治療結果抱有很高的期望，那我會很有上當受騙的感覺，通常我會嘗試說服個案來做最後一個療程，共同討論一下我們碰到的困難。我也會向我的同事複述治療過程，請教他們是否有別的辦法，好幾個晚上我會輾轉反側，反省自己的愚蠢。

如今回想起來，有些錯誤再明顯不過。我有一個老病號是一個育有三個小孩、性情溫柔的母親，她看起來個性沉穩、工作勤快且婚姻頗為幸福。漢

娜青少年時期曾經沉迷酒精，後來在「無名酗酒者」組織的協助下戒了酒。二十來歲時她曾自她任職的藥房多次偷取處方藥，結果被炒了魷魚但沒有被送進警局。她來找我時已三十來歲，且宣稱自己沒有藥癮。令人費解之處就在，雖然她來尋求心理治療，但她說自己幾乎沒有什麼問題，她親切的閒聊父母經，以及和她先生或同事間小小的緊張場面，我偶爾問她現在是否還喝酒或嗑藥，她堅決的一口否認，但是，一個星期二在我這裡看完診的三小時後，漢娜因持有古柯鹼遭到逮捕。

我早該把漢娜所謂的「沒有問題」看成是危險的信號，忙碌的上班族不會每小時花上90美金只為找我聊天。我也應該和她先生保持更好的聯繫，他後來告訴我：「漢娜這一段時間怪得不像話，我心裡早就懷疑了。」我應該發揮我不想做但仍硬著頭皮去做的精神，要求漢娜定期進行毒品檢測，但她總是態度甜美可人，而我也一逕彬彬有禮，結果所

有好來好去的應對進退最終把她送進了監獄，也把
她的婚姻給毀了。

　　我治療過一個名叫蘿絲瑪莉的暴食症個案長達
三年，我對她試過所有的辦法，包括深入探討她的
過去；要她寫下心情日記、每日菜單；對她進行果
斷訓練、壓力管理和認識行為的心理治療方法，最
後甚至連住院治療都搬出來用。可是蘿絲瑪莉還是
沒有任何改善。一年以後，我這個寫了一本關於飲
食失調書籍的大作家，只有把她轉介給另一個心理
醫生。蘿絲瑪莉在最後一個療程說的話，清楚透露
我的辦法何以不管用的原因，她說：「很遺憾妳沒
有辦法找到正確的方法來幫助我！」我恍然了解到
她以為我擁有一只萬用神奇寶貝袋，終究可以從中
變出一劑治病良藥，她一直在等我施展魔法，我應
該跟她說：「我可不是什麼奇人異士，只有妳自己
能解決問題。」

　　我碰過最悲慘的案例之一，是一位父親因自己

酒醉駕車肇禍身亡的少年，喪禮過後，布蘭登在母
親陪同下來找我。這對母子倆經常吵架，布蘭登動
不動就離家出走，對母親大吼大叫，而且還會偷她
的錢。治療到某一程度時，我建議也許布蘭登應該
搬出去過群居生活，這樣子對他會比較有約束力。
此話出口後，從此我再也沒見過他們母子倆的蹤
影。事後我分析到底那裡出錯，覺得自己活該得此
下場，因為這兩個受過傷創的人所擁有的僅有彼
此，他們的吵吵鬧鬧只是一種維持情感聯繫，以及
暫時遠離痛苦的方式，我真是個大傻瓜，竟然想到
要拆開他們母子倆。

　　有些案例更難以在事後評析。我看過一個說話
停不下來、名喚茉拉的女個案。我試著等她把話說
完，心想或許出於我不了解的理由，她需要百分之
百時間的發言權。時間一分一秒流逝，我企圖制止
她的滔滔不絕，但是找不到插嘴的機會。她害怕沒
有人聽她講話且怕聽我或其他人談話，她可能早已

得了米蘭妮‧葛萊（Melanie Klein）所謂的「躁狂防衛症」，這基本上是藉強迫使自己沒有時間機會去思考，企圖壓抑內心憂鬱的一種毛病。有一次我眞的告訴她，她可能得了這種病，茉拉稍微停下來，但還沒來得及想這個問題又開始口沫橫飛了。天可憐我，茉拉終於不再來給我上長篇大論的課，我們倆都不覺得她有任何的進步，到最後我認爲她根本不要什麼幫助，她要的只是別人的讚美，但即使給她讚美，她還是會不停的說下去。

　　經過這些年之後，照實寫下我以前犯的錯誤著實讓我的胃發疼。我是個不喜歡失敗也不容易釋懷的人，但我在意的不只是這個，我擔心傷害了那些來找我尋求援助的人，我很遺憾找不到打開個案頑強抗拒的鑰匙，正如我自己說的，我是個不容易放開心胸的人。

　　我敬愛的一位美術老師，不准她班上的學生在畫畫時使用橡皮擦。她說：「切莫擦掉一個錯誤，

應該把它加以修飾美化。」如果我發現療程散漫、沒什麼效果，通常會在最後留一手，我可能對個案說：「有時經過模模糊糊的療程後，你們在回家途中可能會乍然想到什麼事情，讓我們先前的討論真的為之豁然開朗。」或者「我們今天觸及很多的主題，目前還看不出什麼結果，但我們已展開無可回頭的治療過程。」這些語意含糊的話語，讓個案不停地思索其中的意思，等到我們再見面時，他們通常能從上一個單調枯燥的療程中找到一些光亮。

身為一個母親、心理醫生和作家，也許我百分之七十的時間都在瞄準目標勇往直前，對自己期望多一點，就是要期待自己比一個普通的中年人做得更完美。我永遠難忘我叔叔奧提斯給世人的忠告，在他的鑽石婚周年慶上，一位客人要他貢獻一些智慧箴言，奧提斯對這個要求感到有點不好意思，但很認真的回答說：「我晚上儘量睡一個好覺，而且每天早晨起床後，盡其在我的過每一天。」

215

第二十五封信
五湖四海皆爲我用

10月21日

親愛的蘿拉：

　　昨晚趁著夕陽西下，我和吉姆開車去鄉下，正逢農作秋收，麥粒飄撒在空中飛舞，烘托著落日宛若一只大紅柿。我們整個州聞起來像一大盒早餐麥片，田野間燈光閃爍忽左忽右，舊卡車排著長長的隊伍等在華爾頓穀倉旁，15呎高的向日葵在田溝中隨風搖擺，馬兒的毛皮在斜陽餘暉掩映下也閃閃發亮。

　　全世界的人看到落日都會賦予很多意義，還有一些特殊的植物或動物被當成圖騰崇拜的對象，人們崇拜大自然的異常現象並對其心生敬畏。有一年，一隻得白化症的松鼠經常在我們家附近出沒，不管什麼時候瞥見牠，我心中總感到一陣歡喜，隨之而來的是希望、安詳甚至敬畏的感覺。最後牠不

見了蹤影，想必是被其他掠食性動物吃掉了，但我仍不捨的望著牠曾蹦蹦跳跳的地方發呆。中西部平地的印第安人對白水牛特別敬畏，他們相信若一隻小白牛誕生，會給全族帶來財富。我剛在《紐約客》雜誌讀到一篇，關於生長在加拿大卑詩省外的夏綠蒂女王島的一株金黃雲杉的文章，來來往往的遊客、現今島上的居民和海達印第安人都很崇拜這棵樹，但有一個人在一場極為恐怖的破壞行動中將這樹砍斷，即使如此，這個人也必定基於象徵性的理由，感覺毀掉這棵樹是極其神聖之舉。

所有的文化都有其自成的療傷風俗，營養的食物、音樂、撫摸、吐露真言和寬恕原諒等都是很普遍的療法。很多美國原住民文化保有大人圍坐一起，針對任何需要討論的問題開講的習俗，擊鼓、飲酒和燃燒芳香植物被當成治病的方法。

很多地方人們都制定了淨化身心和饒恕罪行的儀式。找朋友傾吐，與幼童嬉樂和藝術創作也是行

之千年的治療手段，很多治療習俗都有逗人歡笑這個項目。伊拉克有一諺語：「世上有三種東西可以使人心平靜下來——草地、水和漂亮女人的面容。」波士尼亞人則說：「我們的心和草地之間有一條紐帶。」

在中東地區，心裡有煩惱的人常去聖人之家住上一段時間，這些避靜所通常都是由善心人士所主持，主要在幫助沿途的旅人。訪客住在那裡相互交流並一起用餐，他們在那裡重複禱告、哭泣、散步的儀式，累了就休息，等他們回家時都已覺得好受多了。

佛教有一套流傳久遠且博大精深的靜心療傷的儀式，調勻呼吸、靜坐冥想以及潛心領悟萬般皆空的佛理等都屬療養活動，有些最具成效的心理治療其實結合了佛教中的某些精神。

曾遭高壓政府迫害者，有時可藉著記錄專制政權濫殺無辜的證據，或從事捍衛人權的工作來修補

內心的創傷，把家人從故國拯救出來有很深遠的治療效果。我曾問一個蘇丹人，要如何幫助他克服他所經歷的恐怖死亡經驗，他回答說：「我要和我的同胞在一起，能幫助他們，我就感到很快樂。」

傳統療法和習俗之所以奏效，是因為人們相信他們有效，幾乎所有疾病的治療藥方都牽涉到白藥效應（placebo effect）。在心理治療中個案病情的改善部分是因為他們期待自己會有進步，他們仰賴我在一所高中，碰到的一個越南男孩口中所描述的「希望的美麗和神奇。」

不管是否信仰上帝，禱告對任何人都有用。祈禱是遠比擔心更主動，更信任他人的過程，大部分的人發現和上帝溝通，比和佛洛依德對話更令他們滿意，甚至只要靠著禱告，他們不需診斷、治療或保健康全險。

給予注意和關懷也有療效。人在覺得自己說話有人聽、有人愛時的感受會比較好。寮國原住民的

薩滿戴著馬頭面具在房間四周手舞足蹈、口中喃喃自語時，他的個案了解到此時有人正留神注意著他，且祂是他家人細心花錢請來治療他的。愛，可以使心灰意冷和絕望的人重獲新生，正如詩人喬伊・哈喬（Joy Harjo）寫的：「愛可以改變分子結構。」

　　大部分的難民不習慣我們的心理治療手法，對他們來說，坐在一個小房間和一個陌生人談論自己的問題，是一件很奇怪的事情。此外，他們的腦袋只繞著怎麼弄到錢付房租，或替小孩買雙鞋的生存問題打轉，無暇顧及其他。心理醫生莎拉・亞歷山大(Sara Alexander)鼓勵難民個案設計自己個人專屬的「治療套餐」，逼他們自己去做某些事來融入新的生活。我認識一個從波士尼亞東部雪布雷尼查鎮(Schrebrenica)大屠殺中死裡逃生的婦人，她曾在一天之內痛失22個家人，她告訴我那種痛苦已經讓她心死，她拒絕做心理治療，但拿到人家送她的馬

戲團表演的免費門票，她高興得不得了。帶著家人一起玩樂是她的治療套餐之一。

　　很快就會有個案來找妳看診，他們將讓妳有機會學習不再只以美國或歐洲爲中心。身處這個世紀，我們需要世界共通的治療方法，我們不需要事事都按西方標準來劃清身與心、精神與俗世和工作與玩樂之間的界線，我們可以規定我們的個案做按摩、林間散步、聆賞音樂、打太極拳和芳香治療等作業，也可以給個案開帶菜聚餐和參加舞會的處方。

第二十六封信
有夢最健康

11月6日

親愛的蘿拉：

　　我在上一堂課中聽了妳的新個案的夢想後深受感動。安迪從小便立志要到義大利旅行，搭渡輪泛遊科摩湖上，並在米蘭聽一場歌劇。我倆均認同對於僅靠木工薪水，養活一個妻子三個小孩的男人而言，這個夢想在最近的將來是無法實現的。安迪讓我想起我家鄉的一個夥伴，他無法外出旅行，但發誓要靠著訂閱《國家地理雜誌》遊遍全世界。

　　我們人類真是個幻想家，我們無論何時何地，總是一再想要更多的東西。我們想和遠方或已去世的親友在一起，或者想要在我們有生之年到不一樣的地方，身處不同時代。我們嚮往擁有更豐盛的收穫或更溫暖的屋宇，希望自己更堅強或更美麗。我們渴望擁有更多或更少的家人、較多或較少的工作

量以及更複雜或更簡單的東西。日本俳句大師松尾馬生很早以前就曾寫過「即使身在京都，聽到杜鵑低泣，我對京都仍心嚮往之。」的詩句。

今天的美國人尤其如此。部分是由於商業廣告教我們追求比我們所擁有更多的東西，同時我們被更多我們想要的物質所淹沒。我們可能想要有一個DVD放映機，或到尼泊爾進行一次神奇之旅、一輛凌志轎車或一個MBA學位。美國人自上個世紀以來已經變得更加富有，但隨著生活水準的提高，我們的期望也升高，我們擁有的和想要的之間的落差愈來愈大。

但幾乎在心理和社會健康各方面，我們所擁有的卻來愈貧乏，美國現在已是全球罹患憂鬱症比率最高的國家之一。德蕾莎修女訪問美國時曾警告說我們比印度更貧窮——精神上的貧窮，一種追求錯誤物質所衍生的寂寞。

在撰寫《四海一家》（*The Middle of Every-*

where）一書時，我更能看清楚我們的文化。我們
美國人經常對世界一無所知，對他人的處境也漠不
關心，我們生來就站在三壘，想著我們自己已擊出
一支三壘安打。寫到難民時我游移在兩個不同的世
界───一個非名家咖啡不喝以及大買高級音響的美
國；一個充斥饑童以及搖搖欲墜破房子的美國。我
前一分鐘才聽一個朋友抱怨找不到新鮮的紫蘇，下
一分鐘就聽到一個學生哭著跟我說，她在烏克蘭的
表弟妹靠草根才能維生。我可能前腳才聽到一個同
事大談他的阿拉斯加郵輪之旅，後腳便接著去拜訪
向我傾訴，他們在迦納集中營的親戚快要餓死的難
民家庭。

　　最近我看了一點點的「實境電視」節目，讓我
心生厭惡和憤怒，也許長期和難民和窮人相處，我
對這種毫無品味的節目特別的敏感，但我發現在一
個遍布饑童和絕望人類的世界，美國人卻以觀看虛
構捏造的創痛為樂，實在令人反感，這種表面虛假

的演出簡直讓我作嘔。如果要我與製作這種節目的人生活在一起，或住在難民營兩者間作一取捨，我會選擇後者，至少在那裡，水深火熱之痛、尋找食物和蔽體之所都是眞實情境，即使絕望也帶有某種誠實。

生於上個世紀之初的美國人大多擁有合理的期望，他們在經濟大衰退中長大成人，那個時代若有鞋穿、有晚飯可吃，便算是好運的了。但是，在二次大戰後才出生的大部分美國人受到激勵相信他們可以擁有所有的東西，這種想法自然陷我們於痛苦的陷阱中，如果是否快樂繫於你的總體欲望實現了多少，那麼欲望無窮無盡的人是無法獲得滿足的。事實上，大文豪托爾斯泰將財富的多寡定義爲，「就算你沒有也可以照樣過活的東西的總和」。

研究顯示，人基本上可分爲兩種：知足者和最大主義者。後者總是想要做最好的選擇。知足者常說「夠好了」，他心滿意足的享用一家餐廳的食

物;但最大主義者會問他自己:「這真的是城裡最好的一家餐館嗎?以及我是否點了最好的菜?」人類痛苦的根源來自我們已擁有95%的完美生活,卻仍想要追求那最後的5%。

我們好像都會找到我們一心追求的東西,想要發財的人最後終會財源廣進,尋求純粹享樂、冒險和愛情的人通常也能如願以償。一如尋找幽默的人會得其所願,想找麻煩的人也會苦惱上身,人決心讓自己多快樂,他就會有多快樂。我的姑媽葛莉絲坐在窗前的搖椅上,看著鳥食一面說:「我擁有我所想所要,但是我知道自己該要什麼。」

如果我們的個案的願望是成為搖滾明星、將子女栽培到完美的地步,或擁有情愛源源不絕的婚姻,那他們注定要失望。如果他們期望毫無壓力的工作或兒女不口出惡言頂嘴,他們也一定不會感到滿意。知足牽涉到學習如何在夢想和合理的期望間尋求平衡。

226

　　與遙不可及的想望相反的是，欣賞我們手邊現有的美好。一位瑜伽老師在課堂上喊出：「用心體驗妳的身體！妳現在正回味妳的身體或者感受妳的身體呢？」我們心理醫生也可以提醒我們的個案來一場類似的按摩，「現在就開始吧！」

　　我們可以要求個案每天記下他們所欣賞的事物，諸如說一些好話或在別人施以小恩時道聲謝謝等表示感激的禮儀，都會使生活有所改觀。夜晚促進入眠的一個好方法是，回想白天所有令人愉快的事情。細數收到多少祝福對心理健康有很好效果，我通常會鼓勵夫妻間進行一種讚美競賽，看看那一方能真誠的給配偶最多的讚美。

　　如果我們把人生當作是時間線，大部分人都同時擁有快樂和悲傷的時期，特別是在接近終點時，會有幾年不太好過。我的一生大致來說算是很幸運的，小時我的家族中縱有些人遭遇不幸，但他們都是活潑、好心的人。我受到良好的教育、擁有一份

很具挑戰性的工作、健康的身體以及我深愛的家庭。長大成人後，我擁有很多朋友、神奇的冒險經驗和一棟位於安全寧靜地區的房子。但是，像其他人一樣，我也的人生也曾充滿傷悲。

我的雙親都是在病情拖了很久、慢慢被折磨的情況下離世，我的一個至友自殺，另一個朋友死於腦瘤，我也十分擔心我的工作、兄弟姊妹和我自己的小孩，我還得了慢性失眠症，這肯定是人生最大的詛咒之一。我手邊的任務常常令我感到焦慮不足，和其他作家一樣，我也感到寂寞，有時我更覺得氣餒，我老是在思索我失敗的原因，以及這人生讓我失望的地方，而我也告訴自己：「妳已經擁有很多，沒有人能遂其所願。」

蘿拉，安迪現在不可能去義大利，但他將來可能有機會去，同時，他的夢想也帶給他安慰。人陷在單調乏味的工作中或處於艱難的時候，夢想能讓他們保持正常的神智。妳可以在治療中偶爾提起義

大利，當安迪被生活弄得氣餒沮喪時，妳可以請他
描述一下在夜晚乘坐貢多拉，或在米蘭史卡拉歌劇
院(La Scala)旁的小咖啡館飲酒的情景。

　　秋天真的是做夢的季節。我們在感受到大地賜
予我們的如火般炫爛的榮耀同時，也意識到季節的
腳步正在溜走，且多天即將逼臨。我們夢想能制止
光陰的流逝，讓我們的生命綿延如永無盡頭的小陽
春。但是，秋天帶來的訊息就是要我們接受我們所
擁有的一切，而接下來的日子可能要更艱難些。一
如伊佐拉‧龐德(Ezra Pound)寫的：「嚴多就要來
了，奈何天呀！奈何天！」

第二十七封信
人生處處有風景

11月23日

親愛的蘿拉：

　　我已經準備要過感恩節了，我的子女都會回家來，我們會如往常到草原漫步、一起玩「打破砂鍋問到底」紙牌遊戲並同看幾場電影。感恩節是我最喜歡的節日——它是家庭的慶典，雖然我們照例不免會有一些爭吵和關係出現緊張的時候。過完節後他們會回各自的家，而後冬天也就要來了。

　　過了這個假期後，妳就要有一個新的指導老師，我想我會想念妳友善的微笑和妳熱切提出的各種問題，我也會懷念寫這些信給妳的日子。

　　人生總是多變的，時光不停流逝，人的想法和情緒也來來去去，悲劇發生後，榮耀和喜悅又在另一個角落探出頭來，人與人之間的關係時而發榮滋長，時而枯萎凋零，熱情起起落落，希望消退後又

在我們陷於黑暗時重現身影，現在所有發生的一切即將被取代，佛教不沾惹塵埃的觀念倒是很管用。

最後，我想說的是，雖然我們很多人擁有歡樂的人生插曲，但對大多數人來說，人生是苦澀的。如作家華勒斯‧史提格納(Wallace Stegner)所寫：「我們想要在人生刻下我們的痕跡；但歲月反而在我們身上留下痕跡。」有些幸運兒享受好幾十年的甘美歲月；但是對很多人來說，人生的每一階段漸漸變得至少難易摻半、苦樂相當，幾乎我認識的每個人的人生都比外人所了解的更爲艱辛複雜。

附帶說一下，這種認知讓我能夠忍受滿腦子奇想和牢騷滿腹的人。當碰到店員對我大聲叱責、汽車駕駛人按我喇叭或比出不雅的手勢，我總告訴自己：「誰知道那個人現在心裡有什麼難忍之痛，或許他的某一個家人快要死了，或者他即將宣布破產，又或者剛被他所愛的人甩了。」

童年生涯只有在回味起來時才有如一首純美的

田園詩。兒童的人生完全和大人一樣複雜,步入青春期可能是一種折磨,成年之初則充滿了苦悶不安,等到跨進成人世界,人生則問題叢生、荊棘遍布。有的人結婚成家,有的人一輩子單身;他們的小孩有的平安長大,有的則半途夭折;有的人到老變得很有智慧,有些人則不。如果我們能活到那個歲數,老年時需要的是耐心,為了生存,我們不得不學習帶著一顆破碎的心活在人世間。

我父親的一生是個很恰當的例子。他1916年出生在歐札克山區,我祖父在他小時候便精神失常並被送進療養院度過餘生,我爸從此家道中落,跌入充滿羞辱的窮苦境地,他們一家住在林子裡的小木屋,如果能抓到松鼠和烏龜,他們照樣拿來果腹。二次大戰期間,他被派到琉球和菲律賓擔任醫護兵,曾目睹很多可怕的事。終其一生他一直努力在尋找立足之地,他是個媽媽型的男人,在那個年代,這樣的人被視為好撿便宜的角色,他曾想出上

千個快速致富的點子，但都沒有成功。1960年代時，他的青少年子女變成社會活動分子，一度讓他十分失望，50歲時他便輕微的中風，接著又接連中風了幾次，變得又瞎又跛、奄奄一息，直到65歲才去世。

我父親的一生，正如很多人一樣，極為悲苦，但也是至為歡樂。他長相英俊、喜愛玩鬧，人緣絕佳，高中時代他是學校裡的棒球明星，很得母親和姊姊的溺愛，他娶了一個令他為之瘋狂的女人，妻子也一直愛他至死，他喜歡到全球各地釣魚、旅行，也擁有一打的嗜好，他的人生故事並沒有比大多數的人悲苦，他的一生就是一齣人生。

到南非旅行時，好望角曾讓我心醉神迷，冰冷、波濤洶湧的大西洋在此和平靜溫暖的印度洋交會，這美麗的岬角也被稱為暴風角。在我心底可以看到一個浪頭，標示著大西洋海水轟隆轟隆衝向印度洋之處，浪花上的泡沫便是人生之所在。

　　我們之間的相似之處多過我們之間的差異，最終我們想要的東西都一樣，就是我在《另一個國度》一書中寫的五個R。在基本的物質如食物和遮風擋雨處所之外（它們也不是真的比較不重要），我們都想要別人的尊重（respect）、放鬆的生活（relaxation）、良好的人際關係（relationship）、努力有成果（results）以及願望能實現（realization）。前兩者不言可喻；至於人際關係，我們都渴望愛人和被愛；就成果而言，我的意思是我們想要好的工作、過好生活並希望人生具有重大意義；實現則指的是，發揮我們的潛能。依人類學者瑪格麗特‧米德（Margaret Mead）的定義，理想的社會指的是，人類的聰明才智都能各得其所，理想的人類生活便是容許這些天賦才幹充分發展，並加以運用來嘉惠他人。當然，我們都有我們的神經障礙、盲點和致命的缺點，我們也都是莎翁筆下的小丑和悲劇英雄。

　　然而，很弔詭的是，即使從事心理治療幫助我

看清人類所犯下的殘酷和愚蠢行為，但它也同時增強了我自幼養成的信念——基本上，大部分的人還是規規矩矩守本分的。我想到我的個案海爾嘉，一位在自家的地下室自製熱狗營生，把冰箱和車庫叫做「冰盒」、「車屋」的捷克裔中年婦女。她從小被父親體罰虐待，在學校又因身材肥胖和家裡貧窮遭到同學的嘲笑，後來她嫁給一個智商遠低於她的農夫，先生後來又身患重病。海爾嘉在養育子女、照顧先生和攬下所有家事之餘，更在工廠打工、經營農場，並修習函授大學課程。她先生怕她變得比他更聰明，因此不准她去上大學，她為此苦惱的來找我幫忙，她覺得自己必須要完成學業，才能在先生離世時做好獨力養家的準備。此外，她也很愛念書，在念出「大學」這個名詞時，她的態度是極其肅穆恭敬的。在與她交談時，我心中湧現一股經常感覺到的、對平凡人的勇氣的深深敬意，他們就是那群每天黎明即起，勤勤懇懇做他們該做的事的凡

夫俗子。

　　即使身爲心理醫生，我們也不能免於生老病死、受他人的欺侮、財務出問題、碰到惡毒的同事或不值得原諒的親戚等，但是，我們並非陷於無助的狀況，我們可以告訴他人，沒錯，人生是很苦，但他們並非沒有足夠的資源和智慧克服難關。我們可以編造一些故事來幫助他們做出謹慎的決定，我們可以建議他們觀賞夕陽美景、抱抱嬰兒或在棉花樹下跳舞。佛祖有言「衆生皆苦」，但祂並沒有說人生是卑賤低下的，充其量，我們的工作可以使人將痛苦昇華爲設身處地爲別人著想的能力和智慧。

　　我們心理醫生只是不起眼的小人物，但是，我們的工作和一個古老美麗的理念相通，自開天闢地以來，人類一直就需要和尙、術士和部落民俗療者，我們互相乞求對方的協助，來驅逐我們心中的邪靈惡魔，打從一開始我們就問著同樣的問題：我是否安全？我是否重要？我是否得到原諒？我是否

被人所愛？

　　我們這個行業也會造成錯誤，有些還是毀天滅地的錯誤，但是我們了解別人的想法、去除人類痛苦，和增進人與人之間關係的目標是高貴神聖的。從最好的方面來看，我們尊重這個大千世界的複雜多樣、有好有壞。作曲家葛雷‧布朗(Greg Brown)把人生比喻成一敲即碎的熟透瓜果，那麼香甜但又一團爛。

　　寫這本書讓我發現到，當一個心理醫生和營生比較沒有關係，主要是過我想要的生活，簡單來說，就是關懷別人的一種途徑，這也是最單純愛的形式。夏凡諾(Shavano)會社的其中一個精神實踐原則是，「不要自我隔絕於這世界的苦痛」，它的經句為「當我們打開心胸、擁抱世界的苦痛，我們即變成治療世界的良藥。」

　　蘿拉，沒有那一樣職業比我們現在的工作更好，很高興看到妳在這幾年中如鮮花般盛開成熟，

妳將會是一位優秀的心理醫生，歡迎妳跨入我們這一行。

給青年人的信
給青年心理諮商師的信

2006年12月初版　　　　　　　　　　　　定價：新臺幣280元
有著作權·翻印必究
Printed in Taiwan.

著　　　者　Mary Pipher
譯　　　者　鍾　雲　蘭
發 行 人　林　載　爵

出 版 者　聯 經 出 版 事 業 股 份 有 限 公 司　　　叢書主編　陳　英　哲
台 北 市 忠 孝 東 路 四 段 5 5 5 號　　　校　　對　吳　淑　芳
編 輯 部 地 址：台北市忠孝東路四段561號4樓　　　封面設計　翁　國　鈞
叢 書 主 編 電 話：(02)27634300轉5042
台 北 發 行 所 地 址：台北縣汐止市大同路一段367號
　　　　電　話：(0 2) 2 6 4 1 8 6 6 1
台北忠孝門市地址：台北市忠孝東路四段561號1-2樓
　　　　電　話：(0 2) 2 7 6 8 3 7 0 8
台北新生門市地址：台 北 市 新 生 南 路 三 段 9 4 號
　　　　電　話：(0 2) 2 3 6 2 0 3 0 8
台 中 門 市 地 址：台 中 市 健 行 路 3 2 1 號
台 中 分 公 司 電 話：(0 4) 2 2 3 1 2 0 2 3
高 雄 門 市 地 址：高 雄 市 成 功 一 路 3 6 3 號
　　　　電　話：(0 7) 2 4 1 2 8 0 2
郵 政 劃 撥 帳 戶 第 0 1 0 0 5 5 9 - 3 號
郵 撥 電 話：2 6 4 1 8 6 6 2
印 刷 者　世 和 印 製 企 業 有 限 公 司

行政院新聞局出版事業登記證局版臺業字第0130號

本書如有缺頁，破損，倒裝請寄回發行所更換。　ISBN　13：978-957-08-3106-1（精裝）
聯經網址：www.linkingbooks.com.tw
電子信箱：linking@udngroup.com

國家圖書館出版品預行編目資料

給青年心理諮商師的信/Mary Pipher 著.
鍾雲蘭譯 . 初版 . 臺北市:聯經,2007 年
(民 96);264 面;13×19 公分 .
譯自:Letters to a young therapist:stories of
hope and healing
ISBN 978-957-08-3106-1(精裝)

1.心理治療-通俗作品

415.97   95025672

聯經出版公司信用卡訂購單

信用卡別： □VISA CARD □MASTER CARD □聯合信用卡

訂購人姓名： _____

訂購日期： _____年_____月_____日

信用卡號： _____ _____ _____ _____

信用卡簽名： _____(與信用卡上簽名同)

信用卡有效期限： _____年_____月止

聯絡電話： 日(O)_____夜(H)_____

聯絡地址： □ □□_____

訂購金額： 新台幣_____元整

（訂購金額 500 元以下，請加付掛號郵資 50 元）

發票： □二聯式 □三聯式

發票抬頭： _____

統一編號： _____

發票地址： _____

如收件人或收件地址不同時，請填：

收件人姓名： _____ □先生

□小姐

聯絡電話： 日(O)_____夜(H)_____

收貨地址： _____

· 茲訂購下列書種·帳款由本人信用卡帳戶支付·

書名	數量	單價	合計
			總計

訂購辦法填妥後

直接傳真 FAX：(02)8692-1268 或(02)2648-7859

洽詢專線：(02)26418662 或(02)26422629 轉 241

網上訂購，請上聯經網站：www.linkingbooks.com.tw